ANDRÉ LAPOINTE

Chirurgien des Hôpitaux de Paris,
Médecin-Major de 1re Classe,
Chirurgien-Chef du 2e Secteur de la 8e Région.

Chirurgie d'Ambulance

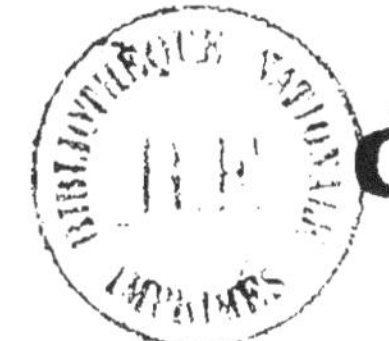

== LE PREMIER TRAITEMENT ==

DES

BLESSURES DE GUERRE

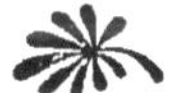

PARIS

A. MALOINE ET FILS, ÉDITEURS

27, RUE DE L'ÉCOLE-DE-MÉDECINE, 27

1917

CHIRURGIE D'AMBULANCE

ANDRÉ LAPOINTE

Chirurgien des Hôpitaux de Paris,
Médecin-Major de 1re Classe,
Chirurgien-Chef du 2e Secteur de la 8e Région.

CHIRURGIE D'AMBULANCE

LE PREMIER TRAITEMENT

DES

BLESSURES DE GUERRE

A. MALOINE ET FILS, ÉDITEURS

27, RUE DE L'ÉCOLE-DE-MÉDECINE, 27

PARIS, 1917

AVANT-PROPOS

Je dédie ce petit livre à tous les camarades qui ne sont pas chirurgiens de profession et que leur destinée peut appeler à servir dans les ambulances. Ils n'y trouveront en effet que des considérations sur la Chirurgie d'Ambulance.

Le traitement des premières heures n'est-il pas de beaucoup le plus important ?

On disait autrefois : *C'est du premier pansement que dépend l'évolution des blessures.*

La formule doit être singulièrement élargie. Pour l'adapter aux enseignements de la guerre effroyable qui se poursuit et qui a modifié tant de choses, en chirurgie comme en stratégie, il faut dire : *L'évolution des blessures dépend de leur premier traitement et des conditions dans lesquelles il est fait.*

On s'est, Dieu merci ! vite rendu compte de l'immense danger des évacuations hâtives et de la fréquente insuffisance du premier pansement. L'ambulance, simple « atelier d'emballage et d'expédition » ? Quelle monstrueuse erreur !

D'abstentionniste qu'elle était, suivant les recommandations, j'allais dire les ordres, du début de la guerre, elle a dû se transformer peu à peu en un centre de chirurgie très active.

La grosse affaire était de procurer à l'ambulance les moyens de jouer ce rôle que les règlements n'avaient pas prévu.

Il n'y a qu'une chirurgie. Elle a ses exigences, plus impérieuses à proximité des champs de bataille que partout ailleurs, et quand on ne peut s'y soumettre, la rançon se fait lourdement sentir !

On l'a compris en haut lieu, et il faut rendre hommage aux dirigeants du service de santé, qui ont pu, en quelques mois, réaliser ce tour de force : bouleverser de fond en comble une organisation surannée et procurer à nos merveilleux soldats les ressources bienfaisantes de la chirurgie moderne.

CHIRURGIE D'AMBULANCE

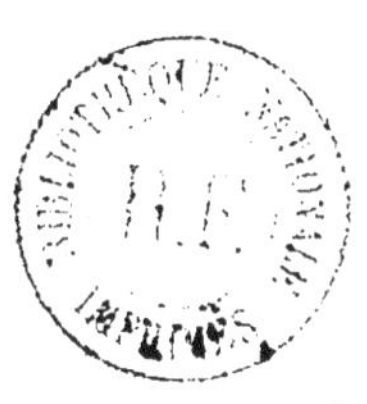

CHAPITRE PREMIER

CONSIDÉRATIONS GÉNÉRALES
SUR LES BLESSURES DE GUERRE
ET LEUR TRAITEMENT

La *fréquence extrême de l'infection* est la notion qui doit dominer presque toute la pratique du Service de Santé de l'avant.

A un point de vue très général, on peut dire qu'il y a *deux grandes catégories de blessures de guerre*.

Les unes *menacent directement la vie* par les lésions destructives qu'elles produisent. Ainsi, les plaies du cœur, des gros vaisseaux; celles de l'appareil respiratoire et de certains centres nerveux. Le danger vital est dans l'hémorragie, l'asphyxie, dans la suppression brutale des fonctions cérébrales ou médullaires. Ainsi encore, les plaies du tube digestif, redoutables par l'issue de son contenu dans le péritoine.

Mais tout cela constitue, somme toute, une minorité, parmi la foule des blessures dont le *danger provient exclusivement de l'infection d'origine externe*.

D'où vient cette infection ? Sous quels aspects se présente-t-elle ? Comment devons-nous la prévenir et la combattre ? Examinons ces différents points de ce qu'on pourrait appeler la *Pathologie générale* des blessures de guerre.

I. — L'INFECTION DES BLESSURES DE GUERRE

Il faut poser en principe que toute blessure de guerre, quelle qu'elle soit, est *inoculée, ensemencée* plus ou moins par les germes du dehors et que c'est dans les premières heures qu'il faut agir pour prévenir ou juguler l'*infection* qui est la conséquence de cette inoculation.

Cette constance de l'inoculation, et la quasi constance de l'infection consécutive, seront un des enseignements de cette guerre sans pareille et nous devons reconnaître que nous étions fort mal renseignés par certains comptes rendus, sans doute fort imparfaits, des guerres récentes du Transvaal, de Mandchourie et des deux guerres balkaniques.

L'importance et les risques de l'inoculation dépendent de facteurs multiples.

C'est d'abord la nature de l'*agent vulnérant*.

Je ne m'arrêterai pas aux plaies par armes blanches. Je n'en ai pas vu une demi-douzaine sur les milliers de blessés qui sont passés dans mes ambulances et leur danger principal ne réside pas dans l'infection.

Les éclats d'obus et les balles de shrapnell, les éclats de bombe ou de grenade sont particulièrement infectants. Il est devenu banal d'insister sur la gravité spéciale des blessures par *projectiles d'artillerie :* inoculations massives, en quelque sorte, par les débris vestimentaires qu'ils entraînent avec eux dans les tissus ; par la terre, la boue qui souille les éclats des percutants ; tissus fortement contusionnés et dilacérés en raison de l'irrégularité des éclats, tout cela constitue un milieu de choix pour la culture des germes de toutes espèces.

Or, nous savons à quelle débauche croissante d'artillerie se livrent les belligérants. On n'en avait aucune idée par l'histoire des guerres précédentes et cette particularité de la guerre actuelle explique très bien la multiplicité et la gravité des infections que nous observons.

Et les blessures par *balle de fusil?* Que faut-il penser de l'opinion d'avant-guerre sur leur bénignité relative ? Si la balle est stérile à la sortie de l'arme, elle cesse de l'être quand elle a traversé les vêtements et la peau du soldat. Les plaies par balle de fusil sont inoculées comme les autres. Ce qu'on doit retenir, c'est qu'une plaie par balle de fusil dispose moins qu'une plaie par projectile d'artillerie au développement des infections graves. Une balle conique frappant par sa pointe n'entraîne pas de gros fragments vestimentaires ; la petitesse des orifices, la régularité du trajet dont les parois sont peu dilacérées par le passage du projectile, du moins quand il s'agit d'une plaie des parties molles, ces conditions permettent souvent aux moyens de défense locale de l'organisme d'entrer en jeu et de maîtriser l'infection.

Mais que d'exceptions à cette règle et que de fois n'a-t-on pas vu des infections de la pire espèce, telle que la septicémie gazeuse, dont nous parlerons dans un instant, s'abattre sur des plaies par balles de fusil qui, au premier abord, n'avaient fait naître aucune inquiétude ?

Ne nous fions pas trop à cette prétendue bénignité. Dans les tirs rapprochés, si fréquents dans les conditions de la guerre actuelle, même sans aucune préparation contraire aux conventions humanitaires, et combien illusoires, la balle de fusil a des effets explosifs effroyables. Ils ont trompé bien des gens et fait croire à tort à l'emploi de balles explosibles que je n'ai pas pu vérifier sur notre front.

Il faut savoir que les ricochets sont très fréquents dans la guerre de tranchées; alors la balle, au lieu d'entrer par sa pointe, entre par sa base, ou de flanc ; que dans les balles à enveloppe, comme la balle S allemande, le noyau se sépare facilement de l'enveloppe et qu'il en résulte des dégâts plus importants que ceux produits par les balles sans chemise, comme notre actuelle balle D.

Si je n'ai pas vu de balles explosibles, j'ai eu entre les mains des chargeurs allemands dont les balles avaient subi une très curieuse préparation. La balle, d'apparence extérieure tout à fait normale, contenait, dans son enveloppe, un noyau de plomb coupé en deux morceaux. De cette façon, le moindre choc amène la fragmentation de la balle et de son enveloppe en quatre morceaux et l'effet produit peut se trouver ainsi quadruplé.

On fait bien de ne plus parler comme autrefois de « balles humanitaires ».

Parmi les facteurs d'inoculation et d'infection, il en est un dont l'importance m'a paru considérable. C'est cette espèce de renoncement fataliste aux pratiques les plus élémentaires de l'*hygiène* et de la *propreté* vestimentaire et corporelle, auquel les hommes se laissent aller, si le commandement n'y prend pas garde. Je ne veux pas seulement parler de l'infecte et glorieuse boue des tranchées dont les vêtements de nos poilus sont imprégnés ; je pense surtout au « péril fécal ». La « diarrhée des tranchées » est redoutable au point de vue chirurgical, tout autant qu'au point de vue de la propagation de la typhoïde et des paratyphoïdes. J'en ai vu les traces anciennes et presque indélébiles sur les dessous et sur la peau d'un grand nombre de mes blessés. N'est-ce pas une des raisons, la principale peut-être, de ces infections foudroyantes, que j'ai observées trop souvent, surtout pendant la première campagne d'hiver, et spécialement dans les blessures à la cuisse ? Comme le Commandement et le Corps de Santé ont eu raison d'organiser des bains-douches dans tous les cantonnements de repos et de limiter ainsi les chances d'inoculations qui comptent certainement parmi les plus virulentes.

L'inoculation primitive n'est pas tout dans l'infection des blessures de guerre, l'*inoculation secondaire* joue aussi un rôle très important.

On n'en ignorait certes pas les dangers, mais on s'était figuré qu'un immédiat badigeonnage à la teinture d'iode, recouvert par le pansement individuel, réaliserait une prophylaxie suffisante et on a vu d'ingénieux industriels proposer l'ampoule iodée individuelle, complément indispensable du pansement du même nom. Quelle extraordinaire illusion !

Le pansement individuel a un rôle moral par la confiance qu'il inspire au combattant, et, à ce point de vue, il faudrait le créer s'il n'existait pas ; mais je n'y crois guère en tant qu'agent prophylactique des infections secondaires. Les dimensions et la multiplicité des plaies le rendent souvent inutilisable ; et, dans tous les cas, son application par le blessé lui-même, par un camarade, par un brancardier, est rarement faite suivant les règles de l'asepsie.

Du reste, nombreux sont les blessés qui arrivent au poste de secours avec des plaies à découvert, et il ne peut vraiment pas en être autrement.

Le pansement au poste de secours n'offre pas non plus toute garantie contre la possibilité des inoculations secondaires. Les moyens du poste de secours sont forcément

restreints et il suffit d'avoir vu son encombrement, au ·
cours d'une affaire importante, pour comprendre qu'il est
matériellement impossible de ne jamais y pécher contre
l'asepsie.

Il faut enfin tenir compte de causes générales, telles
que fatigue, épuisement nerveux, qui mettent le blessé
dans de mauvaises conditions pour résister aux inoculations et compromettent les moyens de défense locale et
générale de l'organisme.

Ainsi, toute blessure de guerre doit être considérée
comme infectée en principe. C'est une notion dont on ne
saura jamais trop se pénétrer dans les ambulances et
dans les hôpitaux rapprochés du front.

II. — LA PROPHYLAXIE DE L'INFECTION

Le rôle chirurgical de l'ambulance ne doit pas se borner à arrêter les hémorragies, à trachéotomiser les
asphyxiants, à supprimer les membres qui ne tiennent
plus. Il consiste principalement à assurer la prophylaxie
des infections graves avant d'évacuer les blessés sur
l'intérieur.

Par quels moyens, c'est ce que nous allons maintenant
examiner.

A. **Asepsie et antisepsie.** — Il n'est pas inutile de
préciser d'abord un fait, sur lequel on paraît à peu près
d'accord : l'*asepsie pure* ne convient pas au traitement
des blessures de guerre et on ne saurait se passer de
l'*antisepsie*.

Cela se conçoit fort bien. L'asepsie ne peut avoir qu'une
prétention : ne porter au contact d'une plaie que des

objets stérilisés. C'est parfait, quand la plaie dont il s'agit est une plaie opératoire, créée dans des tissus non infectés. La stérilisation des gants, des instruments, en un mot de tout ce qui, au cours de l'opération, viendra au contact de la plaie, réduit à tel point la pénétration des germes extérieurs, qu'ils deviennent quantité négligeable et sont incapables de nuire à la réparation aseptique des tissus.

Quand il s'agit d'une blessure de guerre, toujours inoculée, et le plus souvent déjà infectée à son entrée à l'ambulance, l'asepsie garantira la plaie contre toute inoculation nouvelle, mais elle ne fera rien contre les inoculations déjà faites.

Il convient donc d'associer l'asepsie à l'antisepsie. On fera de l'asepsie pour stériliser tout le matériel qui doit entrer en contact direct avec la plaie et de l'antisepsie pour désinfecter la plaie et combattre les accidents d'infection.

Au début de la guerre, nous n'avions pas la possibilité de travailler d'une manière rigoureusement aseptique. L'ébullition était le seul moyen dont nous disposions et cela ne suffit pas à donner une stérilisation parfaite des instruments et du matériel de pansement, surtout quand on vit dans un milieu profondément infecté.

Des progrès considérables ont été réalisés. Des installations offrant toutes les garanties de la chirurgie moderne ont été faites un peu partout sur le front. Les ambulances automobiles chirurgicales restent le modèle du genre, avec leur énorme autoclave, qui a permis à la formation que je dirigeais, pendant notre offensive de Champagne, de pratiquer plus de cinquante grandes opérations par vingt-quatre heures avec toutes les garanties d'asepsie qu'on trouve dans les hôpitaux ou les cliniques les mieux organisés. La mobilité des formations de ce type, la possibilité qu'elles ont d'installer leurs baraquements et d'entrer en action en moins de trois heures, assureront leur incontestable supériorité sur toutes les formations fixes créées depuis l'immobilisation de notre front, et sur les ambulances du vieux modèle, au jour prochain sans doute de notre marche en avant.

B. **Le débridement précoce**. — Voyons maintenant comment on doit régler le premier traitement d'une blessure de guerre.

J'exposerai comment les choses se passaient dans mon ambulance automobile et j'envisagerai le *traitement des blessures des parties molles des membres* qui me permettront de rester dans les considérations générales de ce premier entretien.

Après avoir franchi le bureau des entrées où les formalités administratives sont faites rapidement, le blessé est déshabillé et emporté dans un local d'examen. J'y avais fait installer des brancards chauffants disposés au-dessus de radiateurs alimentés par la machine à vapeur. C'était un point capital, que de commencer par réchauffer les blessés. On ne s'imagine pas dans quel état de réfrigération déplorable je les ai vus, pendant les deux hivers que j'ai passés au front, descendre des voitures des convois sanitaires automobiles, qui sont de véritables glacières.

Le blessé est donc examiné sur son brancard chauffant avant d'être porté à la salle d'opération.

Supposons que la plaie soit en séton.

Faut-il pratiquer *systématiquement le débridement d'un séton ?*

N'hésitez jamais en présence d'un séton par *projectile d'artillerie*.

Pour les sétons par *balle de fusil à orifices puncti-formes*, on peut s'abstenir et se contenter d'un pansement aseptique après badigeonnage à la teinture d'iode, sur une large zone autour des orifices. J'ajoute bien vite que cette abstention n'est prudente qu'à une condition, c'est de ne pas évacuer le blessé immédiatement et de le conserver en observation au moins vingt-quatre heures avant de l'expédier sur l'intérieur. C'est une mesure de prudence que j'avais adoptée, tant j'avais été impressionné, au début de la guerre, par un cas de septicémie gazeuse foudroyante, sur un simple séton par balle de fusil des parties molles de la cuisse, chez un blessé qu'on avait dirigé d'emblée sur un hôpital d'évacuation et qui revint mourir à mon ambulance.

La manière de débrider un séton n'a guère besoin d'être précisée. Quand il est *sous-cutané*, ou *transmusculaire superficiel*, le mieux est de fendre le trajet d'un bout à l'autre pour transformer le tunnel en un fossé largement béant.

Cette section complète aurait des inconvénients quand le séton passe *sous une épaisse couche de muscles*. Débridez largement chaque orifice par une incision parallèle à l'axe du membre ; élargissez ensuite le trajet avec le doigt ganté de caoutchouc, pour y passer un drain, jamais une mèche, après désinfection.

C'est pour ce temps particulier du traitement, la désinfection du trajet, que nous faisons appel à l'antisepsie.

On discutera sans doute encore longtemps sur le choix de l'antiseptique. En tout cas un point paraît acquis : n'inondez jamais les plaies de teinture d'iode, suivant une pratique qui était courante au début de la guerre. Excellente pour la désinfection de la peau, la teinture d'iode est un caustique qui nuit à la vitalité des tissus et diminue leurs moyens de défense naturelle ; en outre, par la coagulation des protéines, elle rend plus difficile l'action germicide des antiseptiques.

Au début de la guerre j'ai employé l'eau oxygénée, le permanganate de potasse, l'eau de Javel. Très souvent je me suis contenté de nettoyer mécaniquement la surface de la plaie avec des compresses aseptiques imbibées d'éther ; ou bien dans le cas de séton simplement élargi, d'en faire le ramonage avec une mèche éthérée.

Dans les derniers temps, je me suis mis, comme tout le monde, à l'hypochlorite de soude à 1 p. 200, sans constater du reste de changement appréciable dans mes résultats. Ce simple lavage ou nettoyage des plaies à la solution de Dakin, n'a rien à voir, je m'empresse de le dire, avec la méthode de Carrel, dont je vous parlerai dans un instant.

Bien souvent, dans les plaies, même toutes fraîches, par projectiles d'artillerie, les chairs dilacérées et fortement contuses restent grisâtres ou noirâtres après le premier nettoyage. C'est une excellente pratique que d'ébarber, de réséquer les lambeaux d'aponévrose flottants, les fragments de muscles fortement contus et voués à la gangrène. Cette toilette de la plaie doit être faite avec beaucoup de soin ; elle est, ici, le complément indispensable de son débridement large.

C. **L'extraction précoce des projectiles**. — Les mêmes principes seront appliqués au traitement des plaies *en cul-de-sac*. Mais ici la recherche et l'extraction des *corps étrangers*, comme temps complémentaire du premier traitement, pose une question nouvelle.

Elle mériterait à elle seule de très longs développements et j'aurai l'occasion d'y revenir dans nos entretiens ulté-

rieurs. S'il y a des restrictions à faire pour les corps
étrangers du cerveau, du poumon, de l'abdomen, etc., je
n'en vois pas en ce qui concerne les plaies non viscérales, et en particulier les plaies des parties molles des
membres, qui servent de thème à mon exposé.

Pour les *projectiles d'artillerie,* si dangereux par les
débris vestimentaires qu'ils entraînent dans les chairs, la
question de l'extraction précoce ne devrait plus se poser,
et je suis très surpris, depuis quelques semaines que je
travaille à l'intérieur, de voir avec quelle fréquence, au
bout de deux ans de guerre, les blessés nous arrivent du
front porteurs d'éclats d'obus dans leurs plaies !

L'extraction précoce des *balles de fusil* n'offre, elle
aussi, que des avantages.

Parfois on voit ou on sent le corps étranger sous la
peau.

Sinon, l'examen radiologique à l'écran va précéder l'intervention. Cela se faisait systématiquement dans mon
ambulance automobile, pourvue d'une installation radiologique permanente. Guidée à la fois par l'indication du
radiologue et par la voie toute fraîche suivie par le projectile, cette extraction précoce est presque toujours
facile, bien plus facile que l'extraction tardive, et je l'ai
« ratée » bien rarement.

Dans ce cas, et sans m'être livré à des recherches
intempestives, je faisais transporter séance tenante le
blessé dans le camion pour faire l'extraction sous
l'écran.

Je ne puis entrer dans de longs détails, mais laissez-
moi vous dire en passant que la recherche et l'extraction
dans la chambre noire, sous l'écran, est la méthode idéale,
infiniment plus simple, plus rapide et plus sûre que les
recherches avec le moins imprécis des nombreux appa-

reils repéreurs, que la guerre ajoute presque chaque jour à ceux d'avant-guerre.

Quand la plaie est bien nettoyée et débarrassée de tous les corps étrangers, il faut en faire soigneusement l'*hémostase*. Ce temps est d'importance, car une plaie bien asséchée est un terrain de culture médiocre ; le sang qui stagne, les caillots créent au contraire un milieu particulièrement fertile.

Voilà la toilette de la plaie terminée. Dans certains cas, elle est si nette et d'aspect si vivant, qu'on serait tenté de la *suturer*. Cette expérience a coûté la vie à bien des blessés. Une blessure de guerre, exception faite pour certaines blessures de la face et du cuir chevelu, ne doit jamais être suturée, du moins suturée d'emblée. Je ne dis pas que la suture ne puisse jamais réussir, mais cent succès ne compensent pas un insuccès qui aboutit à la mort, et cela s'est vu plus d'une fois, soyez-en persuadés.

Il ne reste plus qu'à faire le *pansement*.

Dans une ambulance destinée au premier traitement des blessures, il est indispensable que tous les pansements soient faits avec des compresses de gaze et de l'ouate hydrophile fraîchement stérilisées à l'autoclave. Les pansements des paniers du Service de Santé ne m'ont jamais inspiré qu'une confiance modérée. On s'en contente au poste de secours, à l'ambulance de triage, parce qu'il n'est guère possible d'avoir mieux. Les ambulances de traitement doivent avoir, comme les ambulances automobiles, un autoclave à grand rendement et des boîtes à stérilisation en quantité suffisante pour assurer un approvisionnement constant en matériel stérilisé à la vapeur.

Pansement *sec* ou pansement *humide* ?

Si la plaie a bon aspect, le pansement sec est tout indiqué. Sinon, le pansement humide est préférable, sans taffetas gommé bien entendu. On emploiera alors la liqueur de Dakin ou tout simplement l'eau salée hypertonique, à 2 p. 100.

Dans le premier cas, le pansement ne sera renouvelé qu'au moment de l'évacuation du blessé, sauf incident.

Les pansements humides seront quotidiens ou biquotidiens.

Ainsi conduit, le traitement initial d'une plaie des parties molles donnera presque toujours un résultat satisfaisant. Il ne supprimera pas la suppuration, mais il la réduira au minimum ; il assurera l'évolution de la blessure sans réaction générale, sans élévation thermique importante et durable.

Il préviendra sûrement toute complication infectieuse grave, mais à une condition formelle, c'est qu'on ait pu *le faire à temps,* c'est-à-dire dans un délai qui ne dépasse pas les six ou huit premières heures.

Passé ce temps, on obtient encore des succès, c'est entendu, mais ils n'ont plus la régularité de ceux que donne le *débridement précoce.*

Tel que je viens de l'esquisser, le traitement ne peut avoir d'autre prétention que de *prévenir les infections graves* et c'est déjà beaucoup.

Peut-on faire mieux et *supprimer la suppuration* des blessures ?

Carrel et ses collaborateurs ne cessent d'affirmer qu'en utilisant d'une certaine façon la liqueur de Dakin, on arrive à stériliser les plaies récentes datant de moins de six heures, à tel point que la suppuration fait défaut et qu'il est possible, sans danger, d'en rapprocher les bords au bout de quelques jours et d'obtenir ainsi, secondairement, la réunion totale.

La méthode consiste à installer l'irrigation continue (10 gouttes de liquide à la minute) ou discontinue (20 cm³ toutes les deux heures), à l'aide de tubes disposés de telle sorte que toute la surface de la plaie soit constamment baignée par le liquide antiseptique.

Elle comporte un examen bactériologique quotidien des sécrétions, et quand le champ du microscope ne montre plus que 2 ou 3 microbes, la plaie est prête pour le rapprochement.

Dans les plaies fraîches, il serait possible du cinquième au dixième jour et la cicatrisation complète de la plaie s'achèverait en trois ou quatre semaines.

C'est la possibilité de cette réunion précoce qui caractérise essentiellement la *méthode de Carrel*. Voilà le fait vraiment nouveau, si nouveau qu'on conçoit les doutes, les critiques et même les plaisanteries qui l'ont accueilli.

Je n'ai pas fait le pèlerinage de Compiègne et je n'ai pas eu la possibilité d'essayer dans toute sa rigueur, sur les blessés d'ambulance, la méthode de la formation Rockefeller, difficile à appliquer ailleurs que dans un hôpital richement doté en personnel et en matériel. Je partageais le doute à peu près général, mais je dois avouer que les conversations que j'ai eues avec Dehelly, un des collaborateurs de Carrel, et surtout la conversion toute récente d'un homme comme Quénu, un sceptique de la première heure, m'ont fortement impressionné, et si j'en ai l'occasion, je ne manquerai pas d'essayer la méthode de Carrel dans le traitement des plaies récentes.

III. — LES INFECTIONS GRAVES

La *précocité du premier traitement,* condition idéale
du succès, est malheureusement loin d'être la règle. Le
grand nombre des blessés, les difficultés fréquentes de la
relève et du transport, le retard qui en résulte dans l'arrivée à l'ambulance de traitement, tout cela se prête souvent bien mal à la pratique des débridements hâtifs et de
la désinfection précoce.

Malgré les progrès réalisés à tous les échelons du Service de Santé de l'avant, les *infections graves* continuent
et continueront à s'y montrer jusqu'au jour où d'éminents
bactériologistes réussiront à nous en débarrasser par des
sérums ou des vaccins comme ils nous ont débarrassés du
tétanos.

A. **Tétanos**. — On ne voit plus guère de *tétanos* à
l'heure actuelle. Je l'ai observé en série au début de la
guerre, sur un lot de blessés allemands dont mon ambulance dut s'occuper au lendemain de la fuite éperdue qui
termina la bataille de la Marne. Ces grands organisateurs
étaient pour le moins aussi mal pourvus que nous, à cette
époque, en sérum antitétanique.

Car la vaccination préventive est vraiment d'une mer-
veilleuse efficacité. Le tétanos a disparu du jour où nous
avons reçu les approvisionnements nécessaires en anti-
toxique. Sur plus de 5.000 blessés que j'ai eu à traiter en
deux ambulances, de fin octobre 1914 à fin avril 1916,
c'est-à-dire pendant une période où le sérum n'a jamais
manqué, j'ai vu 3 cas de tétanos, tous trois à marche
suraiguë. Encore ne suis-je pas certain que chez ces trois
blessés l'injection avait été régulièrement faite.

Tous les blessés, presque sans exception, arrivent à l'ambulance de traitement déjà injectés de 10 cm³ de sérum, au poste de secours ou à l'ambulance de triage. Je faisais toujours réinjecter une dose ou une demi-dose dans mon ambulance chirurgicale.

B. **Septicémie gazeuse**. — Que ne possédons-nous pareille médication préventive contre les *septicémies* et surtout contre la *septicémie gazeuse* !

La *septicémie gazeuse* est bien la plus redoutable de toutes les infections ; et, contre toute attente, la guerre qui se poursuit a apporté de nombreux documents, qui contribueront à éclaircir différents points encore obscurs de son histoire.

Pendant trois mois du premier hiver de la guerre, sur environ 4.000 blessés d'une division, j'en ai vu 65 cas et j'en ai perdu près de la moitié.

C'est la prédominance des plaies par projectiles d'artillerie qui explique cette fréquence de la septicémie gazeuse au cours de la guerre actuelle : blessures souillées par la terre, par les fragments vestimentaires imprégnés de boue et de matière fécale, grosse dilacération des tissus exposant à la mortification, particulièrement du tissu musculaire, telles sont les conditions favorables à l'apparition de cette terrible complication des plaies de guerre.

Ne croyez pas cependant qu'on ne l'observe jamais à la suite des blessures par balle de fusil. Sur mes 65 cas, il n'y en a pas moins de 24 dus à cette variété de projectile ; proportion élevée, qui est bien propre à vous montrer ce qu'il convient de penser de la prétendue bénignité des blessures de cette catégorie.

Toutes les régions du corps ne sont pas également exposées à l'apparition de la septicémie gazeuse. Un fait très curieux, c'est qu'on ne l'observe jamais à la suite des blessures de la tête, de la face et du cou. Je n'en ai pas vu non plus à la nuque, aux lombes, au thorax, à l'abdomen. A quoi tient cette immunité de certaines régions ? Je n'en connais pas d'explication satisfaisante.

C'est au niveau des membres, surtout au membre inférieur, y compris la fesse, qu'on la voit principalement apparaître. Ainsi, ma statistique contient 23 cas du membre supérieur contre 42, presque deux fois plus, du membre inférieur et de la région fessière.

Elle est beaucoup plus fréquente quand le squelette est atteint que dans les blessures limitées aux parties molles. Sur mes 65 cas, il y en a 47, énorme proportion de 70 p. 100, à la suite de fractures ; preuve évidente du rôle important que joue l'attrition profonde des tissus, et spécialement celle du tissu musculaire, encore plus contus et déchiré par les fragments de l'os que par le projectile lui-même.

Je n'ai pu recueillir aucun document bactériologique, et je passerai rapidement sur ce chapitre. Nous avons cru jadis à la spécificité microbienne ; mais le vibrion septique de Pasteur, déjà concurrencé avant la guerre, l'est encore davantage aujourd'hui. Le perfringens de Veillon et Zuber paraît souvent en cause. Dans ces derniers temps, Sacquepée a isolé un nouveau microbe, qui produirait un type anatomo-clinique particulier, l'*œdème gazeux malin*, différent de celui produit par le vibrion de Pasteur ou par le perfringens.

Je doute que les inoculations du laboratoire soient superposables à celles du champ de bataille et il me paraît un peu risqué de prendre un criterium bactériologique pour distinguer différentes formes de septicémie gazeuse.

Au point de vue pratique, c'est-à-dire au point de vue

de la thérapeutique qui prime tout, rappelons-nous simplement que les germes responsables sont des anaérobies, et qu'ils n'aiment pas l'air libre.

La septicémie gazeuse apparaît habituellement d'une façon précoce. Il y a des cas vraiment foudroyants, déjà nettement caractérisés douze heures après l'inoculation.

Le plus souvent il s'agit de blessures datant de un, deux ou trois jours, et qui n'ont pas été soumises en temps voulu au débridement large et précoce.

Fait trop tard, le premier traitement n'offre plus de garantie certaine et j'ai vu plus d'une fois la septicémie gazeuse apparaître en dépit d'un débridement large, mais fait seulement après un délai de quarante-huit et même de vingt-quatre heures, sur des blessures qui n'en présentaient encore aucun signe, au moment de l'intervention. Je n'insisterai jamais trop sur l'impérieuse nécessité des débridements précoces.

Les septicémies gazeuses que j'ai eues à traiter se sont présentées sous trois aspects différents.

A. La première forme, bénigne et facilement curable, répond à ce qu'on décrit, assez improprement d'ailleurs, sous le nom de *phlegmon gazeux circonscrit.*

En voici un exemple typique :

Plaie en cul-de-sac par éclat d'obus au milieu de la face postérieure de la cuisse droite, datant de quarante-huit heures et non encore traitée, au moment de l'entrée à l'ambulance.

Autour de l'orifice gros comme une pièce de dix sous, plaque d'œdème bronzé, large comme une paume de main. Il y a plusieurs autres petits placards aberrants de même coloration jusqu'à la partie supérieure du creux poplité. T. : 38°6 ; pouls : 80 ; très bon facies.

Sous rachianesthésie à la néocaïne, incision large de l'orifice. Issue de pus rougeâtre et de gaz d'odeur putride. Les muscles qui forment la paroi du trajet sont noirâtres. A 15 centimètres de profondeur, derrière et en dedans du fémur intact, extraction de l'éclat et d'un gâteau vestimentaire.

Lavage à la liqueur de Labarraque et drain.

Suites tout à fait normales. Évacuation sur l'intérieur douze jours après l'intervention.

Les cas de ce genre représentent des formes atténuées de l'infection gazeuse, ou saisies tout à fait au début de leur évolution.

Ils constituent le triomphe du traitement conservateur et il serait absurde d'amputer parce qu'on a constaté des gaz dans un foyer traumatique et quelques plaques d'œdème bronzé aux environs.

Sur dix blessés de cette catégorie je n'en ai perdu que deux : soit 80 p. 100 de guérisons.

B. A cette forme relativement bénigne s'oppose, à l'autre extrémité de la série, celle que caractérise l'*infiltration gazeuse* massive d'un segment de membre, de tout un membre ou d'un moignon d'amputation.

Le membre, comme soufflé, est crépitant dans toute sa circonférence ; la peau, d'abord luisante et blanchâtre, prend bientôt une teinte feuille morte, bronzée, uniforme ou par larges plaques, ou encore sous forme de traînées le long des veines sous-cutanées.

De larges phlyctènes sanguinolentes apparaissent, tandis que le processus s'étend rapidement vers la périphérie et la racine du membre, pour gagner la paroi abdominale ou la paroi thoracique.

Ajoutez à cela la douleur constrictive qu'éprouvent les blessés, bien qu'ils soient au large dans leur pansement, l'odeur de gangrène si spéciale qu'ils dégagent, et les signes de toxémie profonde, teint plombé, conjonctives subictériques, sueurs profuses, pouls misérable, délire, le tout sans grande ascension thermique, et vous aurez le tableau qui avait tant frappé Pirogoff et Salleron, observant dans les deux camps au cours de la guerre de Crimée. C'est à cette forme extrêmement grave, qu'on songe surtout quand on parle de gangrène gazeuse. Je l'avais vue jadis dans les ambulances turques, pendant la guerre avec la Grèce, en 1897, et je pensais que dans une guerre entre deux nations mieux organisées on ne la reverrait pas.

Quelle erreur ! Elle compte pour 33 cas sur les 65 septicémies gazeuses que j'ai observées au cours du premier hiver de la campagne, presque tous sur des blessés de l'Argonne, secteur des plus mal partagés.

Parfois on n'a le temps de rien faire, tant l'évolution est rapide.

Ces cas mis à part, aucune hésitation n'est possible : l'*amputation* ou la *désarticulation* d'emblée est la seule planche de salut.

C'est ici qu'il convient de recourir à l'*amputation linéaire*, sans lambeau ni manchette, procédé vieux comme la chirurgie qu'on a baptisé d'un nom nouveau, l'*amputation en saucisson*, et que certains ont eu tort d'adopter comme unique procédé d'amputation, en chirurgie d'armée.

Tant que l'état général ne paraît pas irrémédiablement compromis, il faut tenter la chance, même si l'infiltration s'étend déjà du côté du tronc. En complétant l'amputation haute, préférable à la désarticulation, par des incisions profondes et multiples sur toute la zone infiltrée au-dessus de la tranche de section, on peut encore parfois tirer le blessé d'affaire.

Sur mes 33 cas, 3 sont morts sans avoir pu être amputés, et sur mes 30 amputés j'en ai sauvé 17.

Ainsi, dans cette forme, la plus grave de toutes, l'amputation d'emblée m'a donné 56 p. 100 de guérisons.

C. Reste une troisième forme qu'on peut appeler la *septicémie gazeuse à infiltration diffuse*.

Aussi grave que la précédente par l'intoxication profonde du blessé, elle en diffère par l'aspect local, qui rappelle celui d'un phlegmon diffus dans lequel le tissu cellulaire, au lieu d'être infiltré seulement de sérosité, le serait à la fois de sérosité et de gaz putrides.

Il y a une variété superficielle limitée au tissu cellulaire *sous-cutané*. L'envahissement diffus s'accuse à distance du foyer initial par de larges traînées brunâtres.

Dans les variétés *profondes, sous-aponévrotiques*, l'extension se fait au loin le long des muscles putréfiés, digérés en quelque sorte, par le processus nécrotique, et suivant les gaines vasculo-nerveuses, sous forme de traînées verdâtres, parfois bien au delà des modifications visibles à la surface de la peau.

Quel est ici le traitement recommandable ?

Le parti à prendre est bien plus difficile et la situation autrement angoissante que dans les formes précédentes, car on est pris, comme on l'est si souvent en chirurgie d'armée, entre le désir de conserver le membre et la crainte de compromettre la vie en le conservant.

N'accordez aucune confiance aux injections interstitielles d'*eau oxygénée* ou d'*oxygène*, tant prônées au début de la guerre. Ces méthodes réputées spécifiques ont perdu tous leurs partisans. On prétend même, aujourd'hui, qu'elles sont plus nuisibles qu'utiles : en décollant le tissu cellulaire elles favoriseraient la propagation de l'infection et je le crois volontiers.

Le seul traitement conservateur recommandable consistera à pratiquer de grandes incisions parallèles, séparées par des intervalles de 3 ou 4 travers de doigt, comme dans un phlegmon diffus, et s'étendant au delà de la zone infiltrée, jusqu'à ce que le tissu cellulaire ait repris son aspect complètement normal.

Dans les formes profondes, sous-aponévrotiques, on excisera d'abord les muscles sphacélés en voie de liquéfaction et on dissociera largement tous les interstices musculaires de façon à mettre à l'air toutes les fusées d'infiltration. Il ne faut pas se laisser effrayer par les dimensions nécessaires de ces vastes débridements, qui doivent parfois s'étendre d'un bout à l'autre d'un membre : il n'y a de chances de succès qu'à ce prix. Ils se réparent d'ailleurs d'une façon surprenante.

Pour le pansement, certains comptent beaucoup sur l'éther, versé à flot dans les décollements. Il ne m'a donné ni mieux ni plus mal que les pansements à l'eau oxygénée, au permanganate de potasse, à l'hypochlorite de soude ou simplement à l'eau salée et je ne suis pas seul de cet avis.

En tout cas, quel que soit l'antiseptique utilisé, le pansement doit être renouvelé 2, 3 ou 4 fois par jour, suivant la gravité du cas.

Tel est le traitement conservateur classique, dans ces formes à infiltration gazeuse diffuse.

Je ne puis pas me glorifier des résultats qu'il m'a donnés puisque sur 22 cas, je n'ai eu que 5 succès !

Sur les 17 blessés pour qui le traitement conservateur fut impuissant, 7 étaient tellement bas qu'il ne fut pas possible de pratiquer l'amputation secondaire qui les aurait achevés sur la table d'opération.

Je l'ai tentée chez les dix autres, avec 6 morts et 4 guérisons.

Je n'ai donc guéri au total que 9 blessés sur 22 atteints de cette forme diffuse de la septicémie gazeuse, soit 40 p. 100, et l'échec fréquent de l'amputation, secondaire à une tentative de conservation, m'a fait regretter plus d'une fois de ne pas avoir amputé d'emblée.

En somme, en réunissant ses trois formes, la septicémie gazeuse m'a donné 31 morts sur 65 cas, soit une mortalité de plus de 47 p. 100, et sur mes 34 survivants, 23 ont été amputés ou désarticulés, soit d'emblée, soit après échec du traitement conservateur, 11 seulement ont guéri sans mutilation. Et je crois que ces résultats répondent à peu près à la moyenne de ceux qu'on peut obtenir.

L'avenir est-il à la *sérothérapie préventive?* On dit maintenant quelque bien du sérum que Leclainche et Vallet préparent en immunisant les chevaux contre les perfringens et le vibrion septique. La seule chose qui soit absolument certaine c'est qu'avec ce sérum on peut immuniser à coup sûr le cobaye contre le charbon symptomatique de Pasteur, maladie qui ressemble beaucoup à la septicémie gazeuse.

Bien que la polyvalence de ce sérum soit assez restreinte, on peut essayer son emploi prophylactique en injection sous-cutanée de 10 cm³, faite en même temps que l'injection antitétanique. Mais les essais sur nos blessés sont encore restreints et je ne puis vous donner aucune conclusion ferme.

C. **États septicémiques**. — La septicémie gazeuse est la plus typique des complications septiques qui frappent les blessures de guerre, mais ce n'est pas la seule.

Dans les mêmes conditions étiologiques, on observe très souvent des *états septicémiques* sans production de gaz ni de gangrène.

Les uns sont de grandes infections d'emblée, des *septicémies suraiguës*, déjà bien caractérisées quelques heures après la blessure. Les blessés nous arrivent fortement intoxiqués, avec un pouls rapide et filiforme, la température élevée, le facies angoissé, les extrémités violacées et froides. Il y a de la stupeur ou au contraire de l'agitation, et tout cela sans que l'aspect de la blessure soit en rapport avec la gravité de l'état général.

On invoque volontiers le *shok* pour expliquer ces phénomènes, qui ne sont pas rares en cas de blessures multiples. Il s'agit en réalité d'infections massives chez des blessés déprimés, sans résistance, dont les moyens de défense locale et générale n'entrent pas en action.

Nous sommes à peu près désarmés contre ces infections foudroyantes ; le traitement local conservateur se montre presque toujours impuissant et l'amputation elle-même a peu de chances de succès.

A côté de cette forme suraiguë, qu'on ne voit qu'au front, il y a des formes *tardives* et *lentes* qui se caractérisent par la persistance de la suppuration, la formation de décollements à distance ; la fièvre persiste, à grandes oscillations. En dépit de tous les efforts, l'état général s'altère ; le blessé maigrit, se cachectise et fait sous lui ; des eschares apparaissent et la mort survient en quelques semaines.

J'ai vu plusieurs cas de cet ordre, en particulier à la suite des plaies du genou. En dehors du traitement local, débridements multiples, contre-ouvertures bien placées, irrigation continue, les injections intraveineuses de collargol (1 cm³ tous les deux jours), m'ont donné quelquefois des résultats favorables. L'amputation est souvent la seule ressource, à condition de ne pas trop la différer.

Ces considérations générales sur les blessures de guerre s'inspirent de vingt et un mois de pratique dans les ambulances du front. J'en ai rapporté la terreur de l'infection et la foi dans sa prophylaxie par les interventions larges et très précoces et je voudrais avoir réussi à communiquer l'une et l'autre à tous ceux qui liront ces pages.

CHAPITRE II

LES BLESSURES DU CRANE ET DE L'ENCÉPHALE

Les blessures du crâne sont très fréquentes dans la guerre actuelle, car la tête est particulièrement exposée dans les tranchées.

Sur cinq milliers de blessés, j'ai compté près de 400 blessures du crâne, et nous avons fait, mes collaborateurs et moi, 278 interventions craniennes.

Et il faut bien se représenter que les blessés du crâne qui arrivent aux ambulances sont fortement sélectionnés. La moitié des morts sur le champ de bataille résultent de blessures cranio-encéphaliques. Les projectiles d'artillerie et la balle de fusil, aux distances rapprochées du tir dans la guerre de tranchées, produisent très souvent des dégâts incompatibles avec la moindre survie.

Dans cette guerre abominable, la proportion des blessures du crâne par projectiles d'artillerie ou éclats de grenade est devenue vraiment extraordinaire. Alors qu'au début, pendant la première campagne d'hiver, les blessures du crâne par balle de fusil étaient encore les plus fréquentes, pendant notre offensive de Champagne et l'hiver qui l'a suivie, trois fois sur quatre le projectile responsable était un éclat d'obus ou de grenade. Nous savons combien les blessures de cette catégorie sont exposées à l'infection. Leur prédominance dans une statistique opératoire de blessés du crâne élève incontestablement la mortalité.

La fréquence et la gravité des blessures du crâne devaient conduire très naturellement à des *essais de protection ;* et c'est ainsi qu'est apparu le *casque,* qui donne à nos poilus si belle allure.

Le casque joue sans aucun doute son rôle protecteur et j'ai vu maintes fois des déformations très importantes, bosselures, enfoncements, trous et gouttières du casque, coïncider avec des lésions insignifiantes du cuir chevelu ou des blessures craniennes superficielles. De toute évidence, la résistance du casque avait absorbé la plus grande partie de la force vive du projectile. Le casque a certainement épargné beaucoup d'existences.

J'ai comparé au point de vue de la fréquence relative des pénétrations intracéphaliques du projectile, mes deux périodes de fonctionnement, avant et après l'adoption du casque. Avant le casque j'avais 19,6 p. 100 de pénétrations profondes ; depuis le casque, je n'en ai pas eu plus de 6,6 p. 100. Un tel écart, comme 3 à 1, ne saurait être l'effet du hasard ; il me paraît logique d'y voir le résultat bienfaisant du casque.

I. — LES DIFFÉRENTS TYPES DE LÉSION

Si nous voulons bien saisir les *indications du premier traitement* et la manière de les remplir, il est indispensable d'avoir un aperçu des *lésions* qu'on rencontre dans les blessures du crâne.

On peut classer les faits en trois catégories :

1° Les blessures *superficielles ;*

2° Les *perforations bipolaires* ou de *part en part ;*

3° Les *perforations unipolaires* avec pénétration profonde et rétention intra-encéphalique du projectile.

1° Les **blessures superficielles** se divisent elles-mêmes en deux groupes de gravité bien différente.

Dans les unes la *dure-mère est intacte.* Cela n'exclut pas, bien entendu, la possibilité d'un foyer plus ou moins important de contusion corticale et même profonde. Seulement, ce foyer reste séparé de la plaie du cuir chevelu par la continuité de la méninge dure et c'est un fait providentiel, car il met presque sûrement l'encéphale à l'abri de l'infection.

Dans les autres, au contraire, la *dure-mère est ouverte,* et par la brèche durale, le foyer contus de l'écorce encéphalique communique avec la plaie du cuir chevelu. Vous voyez de suite l'importance et les conséquences possibles de cette communication, au point de vue de l'infection.

Ces plaies superficielles, craniennes pures ou cranio-encéphaliques, résultent tantôt d'*un contact rapprochant plus ou moins de la tangente,* tantôt d'*un contact approchant plus ou moins de la normale.*

Les plaies tangentielles sont produites, soit par la balle de fusil, soit par les projectiles d'artillerie.

Elles se caractérisent par un sillon du cuir chevelu, ou par un séton à orifices rapprochés.

Les plaies normales sont dues à des éclats d'obus ou de grenade, à des shrapnells, ou encore à des balles ricochées ou à des enveloppes de balle. Une balle de fusil qui arrive de plein fouet normalement au crâne, pénètre toujours sans s'arrêter à la surface.

Dans ces blessures par contact plus ou moins normal on voit un trou irrégulier à bords contus dans le cuir chevelu, donnant issue ou non à de la matière cérébrale.

Blessures tangentielles, blessures superficielles par contact normal, voilà les deux types qu'on rencontre le plus souvent dans les ambulances, parce que ces blessures permettent presque toutes la survie.

Sur les 278 blessures du crâne qui ont été opérées dans mes deux ambulances, il y avait 232 blessures superficielles ; 126 par contact approchant plus ou moins de la tangente, 106 par contact approchant plus ou moins de la normale.

La *lésion osseuse* diffère beaucoup suivant les cas.

a) Parfois, elle paraît tout à fait insignifiante : c'est, sur la table externe, rien de plus qu'une *fissure*, une *félure*, rectiligne, arrondie ou en V, ou bien une simple contusion se présentant sous l'aspect d'une *tache ecchymotique*.

Ces lésions n'ont l'air de rien, mais elles s'accompagnent presque toujours d'un éclatement de la table interne, dont les fragments refoulés compriment la dure-mère et l'écorce, blessent les sinus ou la méningée moyenne ; ou encore perforent la dure-mère, pour pénétrer dans la substance cérébrale.

Je ne saurais trop insister sur la quasi constance de ces lésions profondes accompagnant des lésions superficielles en apparence. C'est un fait connu depuis longtemps et qu'ont pu vérifier tous ceux qui ont opéré des blessés du crâne. Il est confirmé par des milliers de constatations opératoires et je ne m'explique pas comment le professeur P. Marie a pu mettre récemment en doute une notion si parfaitement établie.

b) Un deuxième type est représenté par l'*enfoncement des deux tables*. Ce sont des fractures à fragments multiples, déprimés contre la dure-mère qu'ils refoulent, ou déchirent, pour s'implanter dans le cerveau.

On peut trouver le projectile, ou des morceaux de projectile, au milieu des esquilles.

c) Tandis que ces deux premiers types se voient surtout dans les blessures par contact approchant de la normale, un troisième type appartient plutôt aux blessures tangentielles.

Souvent, la lésion ne paraît avoir intéressé que la table externe ; ce sont des *érosions en coup d'ongle*, des *sillons*, des *gouttières* dont le fond est constitué par le diploé ou la table interne. Mais toujours, dans les cas de ce genre, on découvre à l'opération une fragmentation bien plus étendue de la table interne que ne le fait supposer à première vue la lésion superficielle. Avec une perte de substance superficielle comme l'ongle du petit doigt, on trouve un éclatement de la table interne comme une pièce de deux francs ou davantage. Ici encore la dure-mère est intacte, simplement refoulée, ou bien au contraire perforée par les esquilles.

A un degré de plus, c'est le projectile lui-même qui a *creusé un fossé* dans l'*os* et dans le *cerveau*, en y projetant des esquilles de la table interne.

En résumé, deux *catégories de faits*, dans ces blessures superficielles par contact normal ou tangentiel : les uns *avec dure-mère intacte*, les autres *avec dure-mère ouverte et cerveau touché* par les esquilles.

J'insiste encore une fois sur la différence de pronostic résultant de l'intégrité ou de la déchirure durale. La déchirure durale, c'est la porte ouverte à l'infection de la méninge molle et de l'encéphale et nous verrons dans un instant dans quelle proportion extraordinaire ce fait élève la mortalité des blessures du crâne.

2° Dans les **perforations bipolaires** ou de **part en part,** il y a *deux trous* et un *trajet intermédiaire.*

A l'orifice d'entrée, le trou est comme à l'emporte-pièce dans la table externe ; mais les lésions sont plus étendues du côté de la table interne. Le projectile chasse dans le trajet encéphalique des cheveux, des esquilles, et parfois un fragment du képi ou du casque.

A la sortie, la disposition est inverse ; c'est la table externe qui est la plus fragmentée, en esquilles projetées vers la peau, avec de la bouillie cérébrale.

Il faut retenir cette pénétration des esquilles et des cheveux dans la première partie du trajet intermédiaire, car elle en rend la désinfection à peu près impossible.

La balle de fusil seule produit ces perforations de part en part. Un tout petit nombre des blessés de ce genre arrive aux ambulances. Aux distances de tir rappro-chées, une balle traversant le crâne à 500 ou 600 mètres à la seconde, fait tout éclater. A 1.000 mètres, c'est-à-dire avec une vitesse restante de 200 mètres, il y a encore des effets de pression hydraulique incompatibles avec la moindre survie.

Dans la guerre actuelle, les blessés par balle perdue échappent seuls à la mort sans phrase.

Je n'en ai vu qu'une douzaine de cas dans mes deux ambulances.

3° Dans les **perforations unipolaires,** il n'y a pas d'orifice de sortie. Mais il y a un projectile, éclat d'obus, balle de shrapnell, balle de fusil ricochée, ou balle perdue, inclus plus ou moins profondément dans le trajet, qui est en outre, comme dans le cas précédent, parsemé d'esquilles de la table interne et de cheveux.

Parfois le projectile est près de l'entrée : c'est le cas de

la plupart des éclats d'obus et des shrapnells qui sont à
4, 5, 6 centimètres, rarement plus, de la surface du crâne.

Les balles de fusil peuvent aller plus loin; parfois jusqu'au pôle opposé du point de pénétration, où elles frac-
turent la table interne ou même les deux tables, sans
sortir.

Beaucoup de ces blessés succombent aussi très rapidement; la survie est naturellement plus fréquemment
observée que dans la catégorie précédente. Il y en a 35
dans nos 278 opérés.

II. — L'EXPLORATION DES BLESSURES DU CRANE

Je ne veux pas m'attarder à vous décrire les *symptômes*
des blessures du crâne. Aussi bien, le diagnostic en est-il
souvent évident, de par les caractères de la plaie, joints
à la constatation des symptômes encéphaliques : *syndrome cérébral diffus*, allant de la simple obnubilation
jusqu'au coma stertor le plus complet; ou *syndrome loca-
lisé*, signe de foyer, hémiplégie contro-latérale plus ou
moins étendue, avec ou sans contracture, aphasie motrice
ou sensorielle de type variable, troubles de la vue, rarement épilepsie jacksonienne.

Mais je dois insister sur un point capital, c'est qu'il n'y
a pas de rapport constant entre l'importance de la lésion
apparente et celle des symptômes encéphaliques.

Il n'est pas rare que tout signe fonctionnel bien net
fasse défaut dans une blessure intéressant le crâne et
l'encéphale, même avec projectile profond.

Dans ma série de la première campagne d'hiver, sur
127 opérés, je ne compte pas moins de 51 blessés qui,
au moment de leur entrée à l'ambulance, ne présentaient

aucun symptôme important, sauf, pour certains, une légère obnubilation très facile à méconnaître dans un examen rapide, tel qu'on le fait au moment des grands arrivages ; 8 de ces 51 blessés avaient un projectile en plein encéphale, et chez beaucoup d'autres, la blessure intéressait à la fois le crâne et l'encéphale.

Un grand nombre de ces blessés sans symptôme frappant, tous ceux sans doute dont la plaie ne laissait pas sourdre de matière cérébrale, auraient été évacués sans être opérés si je n'avais pratiqué ou prescrit l'*exploration systématique* à la sonde cannelée stérilisée, de toutes les plaies du cuir chevelu, les plus insignifiantes en apparence.

Autant cette manœuvre est sans but, dangereuse et condamnable au poste de secours ou à l'ambulance de triage, autant elle s'impose dans une ambulance de premier traitement. Et quand elle n'a révélé rien de plus qu'une simple dénudation de la table externe, le chirurgien ne doit pas hésiter à la compléter par un *débridement explorateur* de la plaie du cuir chevelu, qu'on peut faire à l'anesthésie locale, chlorure d'éthyle ou néocaïne. C'est la seule façon de ne pas laisser passer les lésions superficielles, fissures, taches ecchymotiques, érosions et sillons de la table externe, qui, de l'avis de tous les chirurgiens renseignés, doivent être traités par la trépanation.

Alors le débridement explorateur n'est que le premier temps d'une intervention qui va le suivre immédiatement.

Quant à l'*exploration par la radioscopie*, elle est le plus souvent inutile dans les blessures craniennes. On ne voit pas à l'écran, et on ne voit pas davantage sur les meilleurs clichés radiographiques, les esquilles de la table interne.

La radioscopie ne doit intervenir que lorsqu'on soupçonne la présence d'un projectile, c'est-à-dire dans toutes les blessures par contact normal à un seul orifice. Elle permet alors de découvrir le projectile et de repérer sa position, superficielle ou profonde. Cette question viendra mieux à propos, quand j'envisagerai l'extraction primitive des projectiles intracraniens.

III. — L'OPÉRATION PRIMITIVE

Voyons maintenant comment sera conduite l'*opération*. Le plus souvent fort simple, elle ne constitue que par exception une trépanation véritable.

Je n'insiste pas sur la nécessité de raser le cuir chevelu à distance de la plaie et sur le large badigeonnage iodé préliminaire.

Comment faut-il aborder la lésion ? *Lambeau en fer à cheval* à pédicule inférieur, portant en son centre la plaie des téguments ou *incision cruciale?* Le lambeau me paraît peu recommandable dans ces plaies de guerre qu'on ne peut presque jamais réunir et pour lesquelles, habituellement, un large drainage s'impose.

Il suffit dans bien des cas de *débrider linéairement* la plaie par une incision rectiligne. Un coup de bistouri ; deux coups de rugine ; deux pinces en T saisissent les lèvres de la plaie qu'elles écartent par leur propre poids ; et voilà la lésion osseuse superficielle très suffisamment dégagée. Sinon, rien n'est plus simple que de transformer ce débridement rectiligne en un large débridement crucial.

Dans tous les cas, il faut nettoyer soigneusement, réséquer au besoin les bords contus, irréguliers, de la plaie des parties molles, avant d'aller plus loin.

S'agit-il d'une *fissure,* d'une simple tache *ecchymotique,* d'une *érosion toute superficielle,* en un mot d'une lésion sans perte de substance ? On amorce un trou au perforateur et on le fore avec une fraise de 16 millimètres, qui va conduire sur les esquilles de la table interne qu'on extraira doucement à la pince.

Mais, direz-vous peut-être, l'intervention précoce est-elle vraiment nécessaire dans ces lésions osseuses si légères ? La présence presque constante d'esquilles détachées de la table interne et le danger qu'elles créent pour l'avenir, en préparant un *cal vicieux* du crâne, seraient déjà une raison suffisante d'intervention systématique. Il faut tenir compte aussi de l'infection habituelle des plaies du cuir chevelu par armes de guerre, de sa facile propagation au foyer de la fracture et jusque dans l'espace extra-dural. La moindre atténuation me paraîtrait déraisonnable à une doctrine depuis longtemps établie.

L'intervention est formellement indiquée en présence d'un *enfoncement.* L'extraction des fragments est facile, à moins qu'ils ne soient *embarrés.* Dans ce cas, on fraise au bord de la zone encore solide pour avoir prise sur un des fragments de la zone enfoncée et les autres suivent sans difficulté.

Quand il y a *perte de substance,* on n'a jamais besoin du trépan. Toute l'opération se fait en quelques minutes, avec une petite pince-gouge à mors courbes. Il faut enlever toutes les esquilles refoulées contre la dure-mère, en ayant bien soin de ne creuser qu'un trou juste suffisant pour leur livrer passage.

En cas d'*hématome extra-dural,* on enlève les caillots en raclant la face interne de l'os et la face externe de la dure-mère avec une petite curette.

Telle est toute l'intervention quand la *dure-mère est intacte*.

En principe, n'incisez pas la dure-mère, quand elle n'est pas perforée. Parfois, sa coloration violacée et l'absence de battements indiquent la présence d'un épanchement sanguin sous-dural. Si ces constatations sont faites chez un blessé qui présente des troubles fonctionnels, syndrome diffus ou signe de foyer, il faut inciser prudemment la dure-mère pour donner issue au sang sous-dural.

Quand la *dure-mère est déchirée*, il faut soupçonner la présence d'esquilles intraencéphaliques. Souvent, il suffit d'élargir un peu la brèche intra-durale pour que le cerveau les expulse tout seul. On les aide à sortir avec la sonde cannelée, avec une pince, avec une fine curette, maniées avec beaucoup de délicatesse.

Pour terminer, on fait une irrigation oxygénée chaude et on applique sur la brèche osseuse ou ostéo-durale une petite mèche de gaze stérilisée, très mollement tassée, sortant par le milieu de l'incision dont on rapproche chaque angle par un seul crin de Florence.

Bien entendu, dans les *perforations bipolaires* la même intervention sera pratiquée au niveau des deux orifices. Ici l'opération ne se présente plus sous un jour aussi satisfaisant que dans les blessures superficielles.

La plus grande partie du trajet est inaccessible et nous ne pouvons agir que sur les deux foyers d'entrée et de sortie. Aussi a-t-on prétendu qu'il valait mieux ne pas toucher aux perforations bipolaires.

Cette opinion n'est vraiment pas raisonnable. Le débridement large et le nettoyage des deux orifices valent assurément mieux que rien. Sans doute, l'infection, quand elle se produit, envahit tout le trajet; mais il me paraît difficile de soutenir qu'un bon débridement des deux orifices ne contribue jamais à limiter le processus.

Il me reste à envisager la question de l'*extraction primitive des projectiles* intracraniens. Elle a été discutée bien des fois dans la *pratique civile,* et malgré les perfectionnements techniques apportés par la radiographie et les appareils repéreurs, on s'était arrêté à cette formule : *ne jamais rechercher le projectile au delà de la zone de pénétration.*

Quand on le trouve au milieu des esquilles, on l'enlève, cela va de soi.

Mais quand il s'agit d'une *pénétration profonde,* en plein encéphale, l'extraction doit-elle rentrer dans le plan de l'intervention précoce?

Un courant paraît en train de s'établir en faveur de cette extraction hâtive des projectiles profonds, basée d'une part sur cette affirmation que tous les blessés évacués avec un projectile dans le cerveau, succombent tous dans les trois mois, de méningite tardive ou d'abcès cérébral, et d'autre part sur les facilités que donnent la recherche et l'extraction sous l'écran.

Je ne sais ce que vaut cette affirmation, que tous les porteurs de balle intraencéphaliques meurent tôt ou tard ; elle est en opposition avec ce qu'on pensait, avant la guerre, de la tolérance assez fréquente du cerveau pour les balles. J'ai évacué une douzaine de blessés avec leur projectile dans la tête ; malheureusement, le mur qui sépare l'avant de l'arrière ne m'a pas permis de connaître leur sort définitif.

Mais ce que je sais bien, c'est que l'extraction primitive des projectiles profonds, chez des blessés récents à qui il convient de ne faire que le minimum de chirurgie, n'est pas, quoi qu'on en dise, une petite affaire.

J'ai fait cinq fois cette extraction précoce assez facilement, dans le camion radiologique de mon ambulance automobile : tous mes opérés sont morts et cette série déplorable ne m'engage pas à recommencer.

IV. — RÉSULTATS DU TRAITEMENT PRIMITIF

Les *résultats* que donne le traitement primitif des blessures du crâne, tel que je viens de l'exposer, dépendent, comme il est facile de le prévoir, de l'intégrité ou de la perforation de la dure-mère. Deux faits ressortent en toute évidence des documents que j'ai pu rassembler : la *grande bénignité des blessures extradurales* et l'*effroyable gravité des blessures cranio-encéphaliques*. Alors que 86 p. 100 des opérés de mes ambulances avec dure-mère intacte ont été évacués en bon état, j'ai vu mourir plus de 60 p. 100 de ceux dont l'encéphale était touché, en même temps que la boîte cranienne.

Encore faut-il remarquer que l'avenir des évacués atteints de plaies encéphaliques est loin d'offrir la même sécurité que celui des évacués avec dure-mère intacte. Un blessé qui, au fond de son foyer osseux bien nettoyé, a son cerveau protégé par sa dure-mère ne court plus aucun risque de mort. On ne saurait en dire autant de ceux dont le cerveau est à nu et je ne me fais pas l'illusion de croire qu'ils ont tous, même ceux qui sont partis sans projectile inclus, échappé à la méningo-encéphalite tardive et à l'abcès cérébral.

Si, dans les insuccès du traitement primitif, les lésions destructives incompatibles avec la survie prolongée comptent pour une certaine part, le plus grand nombre est dû à l'infection méningo-encéphalique, que l'intervention n'a pas été capable d'enrayer.

Cette fréquence de l'infection, déjà réalisée quand les blessés cranio-encéphaliques arrivent aux ambulances, a des raisons parmi lesquelles je suis obligé de signaler d'abord l'*insuffisance des premiers soins*. L'habitude de raser de suite les blessés du crâne n'est pas très répandue dans les premiers échelons sanitaires ; un rasoir qui coupe est une curiosité, aussi bien aux armées qu'à l'intérieur. Cette omission d'une pratique pourtant élémentaire crée des risques d'autant plus grands que les hommes n'ont pas les cheveux « à l'ordonnance ». Sans aller jusqu'à demander, comme on l'a. fait, que le crâne des combattants soit rasé et badigeonné de teinture d'iode avant l'attaque, il est certain que la tondeuse est un utile agent prophylactique de la méningo-encéphalite. La chevelure crasseuse des blessés, avec le sang et la bouillie cérébrale dont elle est imprégnée, est un milieu de choix pour la culture des agents pathogènes, et le nettoyage préparatoire du cuir chevelu constitue toujours un travail plus pénible et plus long que l'opération elle-même.

Le *retard de l'opération* est une cause encore plus importante. La plupart de nos blessés n'ont pu être opérés qu'au bout de vingt-quatre heures et souvent bien davantage. La précocité de l'intervention est aussi urgente, plus urgente, dans les blessures de l'encéphale que dans celles de l'intestin. La cellule encéphalique, si hautement différenciée, supporte fort mal les atteintes d'une infection, même légère.

Il faudrait supprimer, pour les blessés du crâne, tous les transbordements inutiles et assurer, comme pour ceux du ventre, leur transport extra-rapide aux ambulances de premier traitement.

CHAPITRE III

LES BLESSURES DU RACHIS ET DE LA MOELLE

Les blessures du rachis nous retiendront moins longtemps que celles du crâne, attendu que notre rôle chirurgical se trouve ici beaucoup plus limité.

Il y en a deux catégories, d'un intérêt bien différent :
les blessures *vertébrales sans lésion médullaire* et les
blessures *vertébro-médullaires.*

I. — BLESSURES VERTÉBRALES PURES

Elles sont relativement plus fréquentes que les blessures
craniennes pures.

La moelle, entourée de son étui dural, est au large dans
le canal vertébral, à distance des parois osseuses, et, de
ce fait, elle échappe plus facilement et plus souvent que
l'encéphale à l'action du projectile et des fragments
osseux qu'il détache.

Il faut aussi se représenter que s'il y a des blessures
du crâne qui peuvent s'accompagner de lésions cérébrales sans symptôme, on ne voit rien d'analogue au
rachis. Il n'y a pas, dans la moelle, de zones silencieuses
comme au cerveau. Quand, dans une blessure du rachis,

toute symptomatologie médullaire fait défaut, on peut être tranquille et affirmer sans crainte d'erreur que la moelle est intacte.

Les principes généraux du traitement des blessures de guerre sont applicables à ces blessures du rachis sans lésion médullaire : débridement de la plaie, extraction des esquilles libres et du projectile, après repérage radioscopique.

L'extraction du projectile peut présenter de grandes difficultés, quand il est logé dans les corps vertébraux et on peut sans inconvénient, surtout quand il y a presse à l'ambulance, réserver les interventions de ce genre pour les hôpitaux de l'arrière. Car on ne voit pas, autour du rachis, ces septicémies gazeuses ou non, qui créent l'urgence de l'extraction, quand il s'agit d'une blessure des membres ou de la fesse. Du reste, on ne peut même pas y songer, quand le projectile, éventualité fréquente, a traversé le thorax ou l'abdomen avant d'aller se loger dans le rachis.

II. — BLESSURES RACHI-MÉDULLAIRES

Aussi bien, tout l'intérêt des blessures du rachis gravite-t-il autour de la *lésion médullaire*.

Les blessures vertébro-médullaires sont bien plus rares que les cranio-encéphaliques. Je n'en ai guère vu qu'une cinquantaine de cas sur les cinq milliers de blessés de mes deux ambulances.

Comme ces blessures, à moins qu'elles n'intéressent les trois premiers segments cervicaux, ne sont jamais immédiatement mortelles, contrairement à un grand nombre de blessures cranio-encéphaliques, la fréquence qu'on observe dans les ambulances répond, à peu de choses près, à la fréquence réelle.

La balle de fusil est plus souvent en cause que l'éclat d'obus ou de grenade, dont la force vive est moins grande.

1° LES DIFFÉRENTS TYPES DE LÉSION

Comme au crâne, pour bien comprendre les indications du traitement chirurgical, un aperçu des *lésions* est nécessaire.

Le projectile peut frapper directement la *face postérieure du rachis* : il y a alors une plaie de la nuque, du dos ou des lombes, compliquée de fracture d'un ou de deux arcs postérieurs et d'une lésion de la moelle, soit par le projectile lui-même, soit par les fragments osseux refoulés dans le rachis, soit simultanément par ces deux mécanismes. Il y a, en somme, *enfoncement du rachis postérieur*, avec ou sans pénétration intrarachidienne du projectile.

Plus souvent, l'orifice d'entrée, au lieu d'être au droit de la paroi postérieure du rachis, en est plus ou moins éloigné. Ou bien il siège au cou, sur le thorax ou sur l'abdomen, dans les cas fréquents où la lésion médullaire est associée à une autre lésion ; ou bien, sur les parties latérales de la nuque, du dos, des lombes, quand la lésion médullaire est isolée.

La plaie est en *séton*, ou en *cul-de-sac*. Dans ce dernier cas, tantôt le projectile a traversé le rachis de part en part, mais il n'est pas sorti du corps; tantôt il y a rétention du projectile dans le rachis lui-même.

Ordinairement, c'est la radioscopie seule qui permettra de préciser ce point : *projectile inclus* dans le canal vertébral. Il faut donc *radioscoper* tous les blessés de la moelle atteints d'une plaie borgne, car, on en tire, comme nous le verrons, un renseignement précieux au point de vue des indications opératoires.

Il est bien *inutile* par contre de radioscoper ceux dont le projectile est sorti, car à l'écran on ne voit rien du détail des lésions, et le seul point qui serait utile à connaître, la présence d'esquilles refoulées dans le canal vertébral, échappe complètement à l'examen radioscopique et même radiographique.

Les *lésions de la moelle* sont très variables.

Il y a des *sections complètes* et des *sections partielles*, qui s'accompagnent toujours d'une perte de substance plus ou moins étendue et de lésion de *contusion* et d'*élongation* portant sur les segments métamériques voisins de celui qui a été directement atteint.

Ainsi, aux *lésions destructives*, plus ou moins étendues en largeur et en hauteur, s'ajoutent des *lésions de voisinage non destructives*. C'est très important à savoir, parce que dans une section partielle, ces lésions surajoutées peuvent intéresser tout ce qui reste de la moelle non sectionnée, si bien que l'*interruption anatomique partielle* présentera, au moins au début, et pour un temps plus ou moins long, le *syndrome d'une interruption fonctionnelle totale*, c'est-à-dire la même symptomatologie qu'une section complète.

Il peut y avoir *contusion*, allant depuis une contusion limitée jusqu'à l'*écrasement* complet de la moelle, dans son étui dural intact.

Il peut y avoir simple *compression*. C'est le cas, quand le projectile, en traversant le rachis, n'a lésé que les plexus veineux et produit un *hématorachis*.

Mais je ne crois guère à la *compression pure* par les

fragments ou le projectile inclus. D'après ce que j'ai vu et surtout d'après le résultat négatif de plusieurs extractions de projectile paraissant comprimer la moelle, je suis porté à croire que la compression s'accompagne habituellement de lésion de contusion destructive étendue.

2° LES SYMPTÔMES ET LE DIAGNOSTIC DES LÉSIONS MÉDULLAIRES

Si intéressante que soit l'étude détaillée des *symptômes* des plaies de la moelle, je suis obligé de me borner aux quelques notions indispensables qui doivent nous guider pour essayer de formuler un diagnostic, un pronostic et des *indications thérapeutiques* que je qualifierai de rationnelles et de raisonnables.

En présence d'un blessé présentant un syndrome médullaire, c'est-à-dire des troubles sensitivo-moteurs, remontant plus ou moins haut suivant le siège de la lésion, le problème qui se pose est de *savoir s'il y a lésion destructive totale ou partielle,* intéressant tout ou partie du segment médullaire atteint, ou simplement *compression pure.* Je dis *lésion destructive,* sans préciser davantage, parce que, qu'il s'agisse de section ou d'écrasement, le résultat est identique au point de vue de la conductibilité médullaire.

Si par hasard on apprenait que la paralysie ne s'est pas installée brutalement, mais d'une façon progressive, que le blessé ne s'est pas effondré sur le coup, comme une masse, qu'il a pu encore faire quelques pas, ou seulement remuer encore les jambes, il faudrait en conclure hardiment qu'il s'agit d'une simple *compression* par épanchement sanguin, s'accumulant progressivement dans le canal vertébral. Cet *intervalle libre* est en effet caractéristique d'un hématorachis.

De la constatation de cet *intervalle libre*, on serait en droit de déduire un *pronostic favorable*, car la compression par hématorachis n'est pas permanente ; le sang se résorbe et la compression disparaît à la longue.

C'est là une éventualité tout à fait exceptionnelle, et je dois dire que je ne l'ai encore jamais rencontrée, pas plus dans ma pratique militaire que dans ma pratique civile.

Il y a un *second syndrome pathognomonique*, comme le précédent : c'est quand il existe dans les régions tributaires des segments métamériques sous-jacents au segment atteint, *un reste*, si petit qu'il soit, de *motilité volontaire* et de *sensibilité*, quand les *réflexes tendineux* achilléens et rotuliens sont exagérés ou seulement conservés. Il y a dans ce cas conservation d'une partie de la conductibilité médullaire, par conséquent lésion *partielle*.

Mais deux causes d'erreur sont à éviter. Il ne faut pas prendre pour *motilité volontaire* certains mouvements de flexion du pied sur la jambe et de la jambe sur la cuisse qu'on obtient assez souvent par chatouillement de la plante : ce sont des mouvements réflexes inconscients, analogues à ceux que produit le pincement des pattes postérieures chez la grenouille décapitée.

Il ne faut pas non plus attacher d'importance à la conservation des réflexes *cutanés*, plantaire et crémastérien, qui sont souvent conservés, parfois même exagérés, dans les destructions totales.

Je ne parle pas du syndrome de Brown-Sequard, type expérimental d'hémisection, qu'on ne rencontre jamais à l'état de pureté dans les traumatismes médullaires.

Comme pour l'hématorachis, on aura le droit, après

constatation du type clinique lésion partielle, de porter un *pronostic* favorable, et d'escompter pour l'avenir des améliorations fonctionnelles importantes, sinon le retour complet des fonctions.

Malheureusement, ce n'est pas habituellement sous cet aspect que se présentent les lésions partielles, quand on voit les blessés le jour ou dans les jours qui suivent la blessure, comme c'est le cas dans les ambulances.

Que la lésion soit partielle ou totale, qu'il s'agisse de section, d'écrasement, ou de compression brusquement établie, le syndrome qu'on constate est identique, c'est celui de l'*interruption fonctionnelle totale* : abolition complète de la motilité volontaire et de la sensibilité, suppression absolue des réflexes tendineux, paralysie des réservoirs.

C'est que, nous l'avons vu, dans une lésion destructive n'intéressant qu'une partie de la tranche médullaire, il y a des lésions voisines surajoutées, qui, pour un temps, vont rendre totale l'interruption fonctionnelle ; de telle sorte que, le diagnostic entre lésion partielle et lésion totale sera absolument impossible, jusqu'au jour où le retour d'une ébauche de motilité volontaire ou de sensibilité, la réapparition du réflexe rotulien, montreront qu'il n'y avait pas destruction de toute la tranche médullaire.

Je me déclare incapable, dans les jours qui suivent l'accident, en présence d'une interruption fonctionnelle totale, de dire s'il y a compression brusque, destruction complète ou destruction partielle.

3° LES INDICATIONS THÉRAPEUTIQUES

La décision thérapeutique à prendre se ressent de l'incertitude du diagnostic précoce, si on veut établir cette décision sur une indication médullaire précise et non sur le désir immodéré de faire de la chirurgie.

On peut, en effet, envisager l'utilité de l'*intervention précoce* dans les plaies vertébro-médullaires à deux points de vue différents.

Le premier, comme pour les plaies cranio-encéphaliques, c'est l'*infection à prévenir ou à combattre* ; le second, c'est la *lésion médullaire elle-même à réparer*.

1° En ce qui concerne la prophylaxie ou le *traitement de l'infection méningo-myélique*, l'intervention devrait consister, théoriquement, dans l'ouverture large systématique du canal rachidien, quel que soit d'ailleurs l'état supposé de la moelle.

En pratique, les choses sont loin d'être aussi simples. Une trépanation du rachis, même limitée, une *laminectomie,* n'est pas du tout comparable à une craniectomie. C'est une intervention bien plus pénible et beaucoup plus grave, dont la mortalité n'est pas du tout négligeable, et à soumettre systématiquement tous les blessés de la moelle à la laminectomie on supprimerait certainement les chances de survie d'un certain nombre de ceux qui ne sont atteints que de lésion partielle.

Soyons obsédés par la crainte de l'infection, en chirurgie d'armée, mais ne poussons pas les choses à l'excès. Toutes les régions du corps ne sont pas également disposées à l'infection. Ce qui est vrai pour les membres cesse de l'être ailleurs et je répète qu'on ne voit pas de blessés du rachis emportés rapidement, comme le sont trop souvent ceux des membres, par les septicémies gazeuses ou non. De plus, la moelle n'est pas le cerveau ; elle est beaucoup moins fragile et résiste bien mieux que lui à l'infection.

Contrairement à ce qui se passe au cerveau, le gros

danger des blessures médullaires réside bien moins dans l'infection du foyer traumatique que dans les lésions destructives et dans leurs conséquences, c'est-à-dire dans les accidents pulmonaires, urinaires et dans les troubles trophiques tels que les eschares.

Enfin les risques d'infection ne sont pas les mêmes dans tous les cas. Quand il s'agit de lésion médullaire par balle de fusil qui a traversé le rachis transversalement, avec un orifice d'entrée cutané plus ou moins éloigné, comme c'est la règle, les risques d'infection ne sont pas bien grands et je ne crois pas qu'il faille se baser uniquement sur eux pour intervenir.

L'infection menace beaucoup plus, quand il y a *blessure directe,* pénétration à travers la paroi postérieure du rachis ; il s'agit souvent, ici, de plaies par éclat d'obus, et la brèche rachidienne est en communication immédiate avec la plaie contuse superficielle et l'extérieur. Dans ces conditions spéciales, l'opération précoce s'impose. La laminectomie est déjà faite par le projectile et tout consiste, en somme, dans une régularisation du foyer, avec ablation de fragments d'apophyse épineuse et de lames.

L'intervention est d'autant plus acceptable, dans les cas de ce genre, qu'il y a des chances pour que la moelle, au lieu d'être détruite, soit simplement comprimée par l'*enfoncement* des lames et l'indication que crée le danger d'*infection* se trouve ainsi concorder avec l'*indication médullaire.*

2º En dehors de ces cas spéciaux, c'est-à-dire toutes les fois que l'orifice d'entrée est loin du rachis, c'est l'*indication médullaire* qui passe au premier plan, et le problème qui se pose est le suivant : *dans quelles conditions une laminectomie typique pour lésion médullaire peut-elle être utile au blessé?*

Il faut bien se représenter que contre les lésions de la moelle, l'action chirurgicale est extrêmement limitée.

Il est clair qu'elle ne peut rien contre les lésions de contusion ou d'écrasement ; qu'elle est inutile contre la compression par hématorachis qui disparaît spontanément ; qu'elle est encore inutile contre une section partielle.

Mais que faut-il penser de la *suture de la moelle* dans les sections totales ? Malgré les résultats constamment négatifs de l'expérimentation sur les animaux, malgré le triple faisceau des preuves cliniques, anatomiques et expérimentales, on devait la tenter.

L'insuccès a été la règle, et les quelques faits retentissants de restitution fonctionnelle partielle, très limitée, après suture prétendue totale, qui ont été publiés jadis en Amérique, et celui qu'y a ajouté au cours de cette guerre un de nos jeunes camarades, manquent de la précision scientifique nécessaire pour renverser un dogme établi par des milliers d'expériences animales et des centaines d'observations humaines. Les *conducteurs médullaires ne se régénèrent pas.*

Il n'est pas facile de se rendre toujours un compte parfaitement exact de ce qui se passe au fond d'un canal rachidien, et les prétendus succès de suture médullaire totale ne peuvent s'expliquer, dans l'état actuel de la science, que par la persistance méconnue, au cours de l'intervention, d'un reste de continuité médullaire, et c'est perdre son temps, tout en risquant de perdre son opéré, que d'essayer de suturer une moelle.

En définitive, l'utilité de l'intervention précoce n'apparaît que dans les cas de *compression permanente* par une esquille projetée ou par le projectile.

S'il n'y a que de la *compression pure*, les troubles médullaires disparaîtront aussitôt après l'ablation du corps étranger, à condition que celle-ci soit précoce, c'est-à-dire qu'elle soit faite avant l'apparition des lésions de dégénérescence descendante et ascendante, qui suivent à la longue toute compression qui dure.

Si la *compression est surajoutée* à d'autres lésions, plaie, contusion destructive partielle, hématomyélie, sa suppression facilitera la réparation des lésions spontanément réparables.

Mais comment reconnaître cliniquement que les lésions ressortissent à la compression, plutôt qu'à une lésion destructive partielle ou totale ; je ne connais pas de signe différentiel capable d'établir ce diagnostic d'une façon précoce et je ne sache pas que les neuropathologistes en aient jamais indiqué.

Il faudrait alors recourir à la *laminectomie typique exploratrice et systématique ?* Certains chirurgiens l'admettent. Pour ma part je ne me suis pas décidé à cette laminectomie systématique ; je vous en ai déjà dit les raisons. C'est une intervention grave et qui par surcroît serait bien trop souvent inutile, car la compression est, en somme, la plus rare de toutes les causes productrices de paralysie, dans les blessures pénétrantes du rachis.

Devant pareille incertitude, il nous reste bien une ressource : faire appel à la *radiologie*. Malheureusement jusqu'alors, les renseignements qu'elle nous donne sur les lésions du rachis par les projectiles de guerre sont fort incomplets. Les esquilles projetées dans le rachis, et dont la constatation permettrait de penser à la possibilité d'une compression, ne se voient ni sur un écran, ni sur un cliché.

Par contre, on voit très nettement les projectiles intrarachidiens. La constatation d'un projectile intrarachidien m'a paru une indication formelle de la laminectomie précoce, la seule, dans les cas de blessures du rachis qui n'intéressent pas directement la paroi postérieure.

Je l'ai faite une dizaine de fois d'après cette indication fournie par un repérage radioscopique et les résultats que j'ai obtenus ne me font pas regretter de m'être abstenu de la laminectomie systématique.

La plupart de ces opérés à projectile intrarachidien avaient une section complète de la moelle et il m'a paru qu'ils étaient morts plus rapidement que si je n'y avais pas touché. Deux seulement ont été évacués après extraction du projectile au contact d'un étui dural intact ; mais ils avaient certainement de la contusion associée à la compression, car leurs troubles paralytiques n'avaient pas encore régressé au moment de leur évacuation, quelques semaines après l'opération.

En résumé, les indications de l'intervention dans les ambulances pour plaie vertébro-médullaire me paraissent se borner à deux :

1° Débridement et nettoyage du foyer traumatique dans les blessures ouvrant la paroi postérieure du canal rachidien ;

2° Laminectomie typique, dans les cas à orifice éloigné du rachis, quand l'examen radioscopique a révélé la présence d'un projectile inclus.

Dans tous les autres cas, il est raisonnable de s'abstenir et d'évacuer au plus tôt les blessés de la moelle sur les services spéciaux, de préférence pas trop éloignés de la zone de l'avant. Dans les ambulances, on ne dispose ni des installations ni du personnel nécessaire aux soins minutieux que l'état de ces malheureux réclame.

Je m'excuse d'avoir ainsi disserté sur les plaies vertébro-médullaires, pour arriver à des conclusions presque négatives. C'est que j'ai entendu plus d'une fois, sur le front, parler de laminectomies en série et de sutures de moelles impressionnantes ! J'avoue que l'audace de ces opérateurs m'a surpris encore moins que leur inconscience. Je ne connais pas dans toute la chirurgie de circonstance dans laquelle il faille plus longuement réfléchir avant de prendre le bistouri qu'en présence d'une lésion traumatique de la moelle.

CHAPITRE IV

BLESSURES DE LA FACE

Bien que ma compétence en ophtalmologie soit assez limitée, les lésions traumatiques de l'*œil* sont si fréquentes que je ne puis les passer sous silence.

Il est bien regrettable qu'on ait omis d'adjoindre régulièrement un oculiste au personnel des ambulances de traitement.

Son action préservatrice aurait fréquemment l'occasion de s'y exercer, pour le plus grand bien des blessés et pour l'intérêt de l'État.

Sans être ophtalmologiste, il faut cependant faire de *l'ophtalmologie d'urgence* et savoir se passer du spécialiste.

Les *corps étrangers* libres ou incrustés de la conjonctive ou de la cornée doivent être enlevés et cette petite intervention est vraiment à la portée de tout le monde.

La conduite à suivre est déjà plus délicate en face des *gros traumatismes du globe oculaire*.

Certainement, il serait recommandable de n'y pas toucher dans les ambulances et de se contenter d'un simple nettoyage à l'eau stérilisée et d'un pansement occlusif aseptique, mais à la condition que le blessé soit évacuable sans délai sur un service d'ophtalmologie. Seulement les blessés des yeux sont souvent porteurs d'autres blessures qui les rendent inévacuables pour un temps plus ou moins long, et quand un seul œil est atteint, il faut se méfier des accidents provocateurs de l'ophtalmie sympathique.

Alors, on est bien obligé de faire de l'ophtalmologie, en quelque sorte malgré soi.

Voici la ligne de conduite que j'avais adoptée et que je crois pouvoir vous recommander.

Il n'y avait pour moi que deux sortes de traumatismes du globe de l'œil.

1° Les *plaies* cornéennes ou scléro-cornéennes, s'accompagnant ou non de hernie de l'iris, avec ou sans hypohéma, mais sans perte notable de la tonicité du globe. A ces yeux-là, je ne touchais pas et ne permettais pas qu'on y touche. On se contentait d'instiller dans les culs-de-sac conjonctivaux quelques gouttes de bleu de méthylène et d'appliquer un pansement occlusif.

2° Les *ruptures du globe*, c'est-à-dire les yeux flasques, réduits à leur coque, plus ou moins vidée. Dans ces cas-là, on intervenait, d'une façon différente suivant l'importance des dégâts.

Souvent on peut se contenter de réséquer la moitié antérieure des membranes et de vider à la curette le reste du globe laissé en place, par conséquent sans disséquer la conjonctive : c'est l'*éviscération*, opération simple, facile, qu'on termine par un léger tamponnement de la demi-sphère laissée en place. Je crois que cette manière de faire est avantageuse pour la prothèse ultérieure.

Quand la destruction du globe est considérable, qu'il est réduit à un moignon informe, il faut bien l'extirper tout entier : c'est ce qu'on appelle l'*énucléation*. Il faut garder, autant que possible, la conjonctive qui s'étalera sur les parties molles du fond de l'orbite et évitera les rétractions, les brides cicatricielles si gênantes pour le placement ultérieur d'un œil artificiel.

Les *paupières* sont souvent intéressées, en même temps que le globe ou sans lui.

On doit tenter ici de tout conserver. Ne sacrifiez jamais le moindre petit lambeau, quelque doute que vous puissiez avoir sur sa vitalité ; remettez tout en place, comme un jeu de patience, et maintenez par des points de suture à la soie fine.

II. — BLESSURES DES PARTIES MOLLES DE LA FACE

La pratique de la réparation immédiate est applicable à *toutes les plaies de la face*. Je ne saurais trop insister sur ce point, qui est d'une très grosse importance. Si extraordinaire que cela vous paraisse, il faut oublier, quand il s'agit de la face, le principe de la non-suture primitive des blessures de guerre. C'est un fait, vérifié par des milliers d'observations : les plaies de la face se défendent merveilleusement contre les infections extérieures, qu'elles soient d'origine externe ou d'origine bucco-nasale. Je n'ai jamais vu dans cette région d'infections graves, rapidement mortelles, comme j'en ai tant vu, hélas ! au niveau des membres.

Donc, quelle que soit l'importance du délabrement, même dans ces vastes plaies par arrachement de la joue et des lèvres tombant sur le cou, et qui donnent aux blessés un aspect si pitoyable, désinfectez le pourtour de la plaie à la teinture d'iode, frottez les chairs à l'éther pour les débarrasser de toutes les souillures, faites une hémostase bien complète et rapprochez sans crainte, en apportant tous vos soins à reconstituer les commissures labiales.

On arrive presque toujours à des réparations surprenantes pour ceux qu'avait effrayés, un instant auparavant, l'étendue apparente des dégâts.

Même, si quelques points lâchent, le bénéfice obtenu est toujours important. Ces plasties immédiates faciliteront beaucoup la tâche ultérieure des centres de chirurgie réparatrice de la face.

La suture des *plaies de la langue* est, elle aussi, recommandable. Quand il y a une hémorragie, c'est le moyen simple et sûr d'en assurer l'hémostase.

III. — BLESSURES DU SQUELETTE DE LA FACE

Les lésions du *squelette de la face* compliquent naturellement la situation.

On voit parfois des cas tout à fait épouvantables, des *arrachements plus ou moins complets de la face par éclat d'obus*. Le nez, le massif maxillaire supérieur sont remplacés par un trou béant, au fond duquel on aperçoit le pharynx largement ouvert et l'épiglotte. On se demande comment ces malheureux ont pu arriver jusqu'à l'ambulance !

Ou bien c'est le menton et une partie plus ou moins étendue du corps du maxillaire supérieur, avec le plancher de la bouche, qui ont été arrachés et déchiquetés.

En général, ces gros délabrements saignent peu ; c'est l'asphyxie qui est menaçante et il faut rapidement placer une *canule dans la trachée*, d'ailleurs sans grand espoir de succès, car la mort est la règle, après ces énormes délabrements de la face.

IV. — FRACTURES DES MACHOIRES

Notre rôle est plus utile dans les *fractures des mâchoires*.

1° Maxillaire supérieur. — Pour celles de la mâchoire supérieure, je ne vois rien de bien spécial à dire. On peut être amené à extraire des fragments détachés ; il vaut mieux en enlever le moins possible, bien qu'au massif maxillaire supérieur les difformités par pertes d'os soient beaucoup moins graves, au point de vue esthétique comme au point de vue fonctionnel, qu'au niveau du maxillaire inférieur.

2° Maxillaire inférieur. — C'est à ce double point de vue, et surtout au point de vue fonctionnel, que je ne saurais trop attirer votre attention sur les *fractures du maxillaire inférieur*. Elles constituent la plus importante des blessures de la face, en raison de la difficulté éventuelle de leur traitement primitif et éloigné, et du grave déchet fonctionnel qu'elles laissent, quand elles n'ont pas été traitées convenablement.

Il y a deux sortes de fractures :

Celles qui ne *suppriment pas la continuité de la mandibule* et celles qui *la suppriment*.

A. Les premières sont des *fractures partielles*, des perforations par balle, des abrasions de l'angle, du rebord alvéolaire ou du rebord mentonnier.

Elles ne peuvent nous procurer aucune préoccupation, même celles qui intéressent le rebord alvéolaire, parce que l'engrènement normal, le bon articulé des dents restantes, est toujours conservé.

B. Dans les *fractures totales*, c'est le maintien de la bonne articulation, indispensable à la mastication, qui domine tout.

Il y a d'ailleurs des degrés très variables dans la difficulté et il faut distinguer les *fractures sans perte de substance notable* et les *fractures avec perte de substance*.

a. Dans les fractures *sans perte de substance et à un seul trait de fracture*, la réduction est facile, mais elle ne tient pas et il faut la maintenir.

C'est extrêmement important, surtout quand il s'agit d'une *fracture latérale*. La mâchoire est séparée en deux fragments, un petit et un grand ; le plus grand, qui a conservé les attaches des muscles du plancher de la bouche est attiré du côté opposé ; il repousse en dehors et en avant le petit fragment ; de plus, les masséters, plus puissants que les ptérygoïdiens, attirent en haut et en dehors chaque angle maxillaire et les fragments basculent de telle sorte que les faces triturantes s'inclinent en dedans.

Si on ne fait rien pour réduire dès les premiers jours, les difficultés seront très grandes, quand la rétraction cicatricielle sera venue en aide à la rétraction musculaire. Les stomatologistes qui opèrent dans les centres de réparation maxillo-faciale en savent quelque chose et il faut les voir à l'œuvre, pour se rendre compte du temps, de la patience, des efforts et de l'habileté qu'il leur faut, pour rétablir la concordance des dents, un *bon articulé*, quand on n'a pas songé à s'en occuper au début.

Autant il est facile de réduire et de maintenir réduite une fracture sans perte de substance quand la plaie est fraîche, autant cela devient pénible, quand il s'agit d'une fracture ancienne, vicieusement consolidée.

Dans les fractures à un seul trait, qui malheureusement

sont les plus rares, le maintien des fragments au contact peut se faire de bien des façons.

Si on pouvait employer les ressources si ingénieuses de la méthode orthodontique, c'est-à-dire de l'orthopédie maxillo-dentaire, qui a réalisé de si intéressants progrès au cours de cette guerre, on obtiendrait dans tous les cas de fracture de la mandibule de merveilleux résultats.

Malheureusement, comment fabriquer dans les ambulances des moulages intrabuccaux et des gouttières, pour fractures fraîches, compliquées presque toujours de plaies plus ou moins étendues de la cavité buccale? On doit se contenter de procédés plus simples.

Quand il y a des dents solides, la fixation des fragments à l'aide du *cerclage au fil métallique* est un excellent procédé. On prend du fil d'argent ou de bronze et de chaque côté du trait de fracture on entoure deux ou trois dents dans une boucle dont on amène les chefs en avant, pour les serrer dans le vestibule buccal.

En l'absence de dents solides, je n'ai pas hésité à dégager le foyer de fracture par une incision sous-mentale, et à rapprocher les fragments par la *suture osseuse.*

Autant je suis ennemi de tous les procédés d'ostéosynthèse dans les fractures fraîches des os longs, en chirurgie d'armée, autant je suis partisan de la suture osseuse pour les fractures du maxillaire inférieur, quand il n'y a pas perte de substance.

On peut même combiner les deux procédés, suture métallique du corps de l'os et ligatures dentaires.

Il y a un type de fracture où le maintien des fragments par l'un ou l'autre procédé s'impose, non seulement en prévision de l'orthodontie, mais même au point de vue vital.

Ce sont les *fractures doubles*, séparant la partie mentonnière des parties latérales. La mandibule est en trois morceaux ; le menton tombe pour ainsi dire sur le cou ; la langue cesse d'être soutenue et il en résulte des symptômes d'asphyxie menaçants. Ces blessés ont une attitude caractéristique, assis sur le brancard qui les amène, le corps et la tête penchés en avant pour éviter l'obturation des voies aériennes par la chute du menton et de la langue. La fixation du fragment intermédiaire aux deux fragments latéraux vaut assurément beaucoup mieux qu'une trachéotomie.

b. Les *fractures avec perte de substance* sont malheureusement les plus fréquentes dans les blessures de la mandibule par projectiles de guerre. En principe, il ne faut jamais supprimer les fragments, même quand ils sont complètement mobiles.

Néanmoins, il y a des cas dans lesquels l'os est tellement morcelé, les fragments sont tellement déplacés, dans le plancher de la bouche, jusque dans l'épaisseur de la langue, que leur extraction devient nécessaire.

Il faut la faire aussi parcimonieuse que possible, et bien se garder surtout, quand le foyer fracturaire est nettoyé, d'effacer la perte de substance en rapprochant les fragments par la suture.

Maintenir l'écart des fragments de toute la largeur de la perte de substance, voilà au contraire le but à atteindre, pour assurer la conservation de l'engrènement dentaire et cela sans se préoccuper des risques d'une pseudarthrose.

Mais ceci dépasse les limites de ce qu'on peut faire dans les ambulances. C'est l'affaire des centres de prothèse maxillo-faciale, sur lesquels il convient de diriger le plus vite possible ces blessés à perte de substance du maxillaire inférieur.

Un dernier mot sur une *complication* assez fréquente des fractures de la mandibule. C'est l'hémorragie, le plus souvent sous forme d'un *hématome diffus* infiltrant les régions voisines de la face et du cou et provenant de l'artère faciale. Il est habituellement facile d'en lier les deux bouts dans la plaie.

CHAPITRE V

BLESSURES DU COU

On voit relativement peu de blessés du cou, sans doute parce que beaucoup meurent sur le champ de bataille, ou dans le trajet, d'hémorragie grave ou d'asphyxie rapide.

Plaies des gros vaisseaux et *plaies des voies respiratoires supérieures*, telles sont en effet les deux particularités des blessures du cou, capables d'exiger de la part des chirurgiens d'ambulances beaucoup de présence d'esprit, d'initiative et de sang-froid.

I. — PLAIES DES GROS VAISSEAUX DU COU

La carotide, la sous-clavière et sa veine, la jugulaire interne, quand elles sont ouvertes dans une plaie largement béante, amènent la mort en quelques instants et sans qu'il soit humainement possible de porter secours aux blessés.

Mais voici le tableau qu'on rencontre de temps en temps dans les ambulances : une petite plaie borgne ou un séton, avec une énorme tuméfaction sanguine occupant une étendue plus ou moins haute de la région carotidienne ; la plaie saigne à peine, oblitérée par un caillot ;

mais il y a une grosse tuméfaction, parfois soulevée par des battements isochrones au pouls : soit battements systoliques discontinus, caractéristiques d'un *hématome anévrysmal diffus ;* soit battements avec souffle continu, mais à renforcement systolique et avec frémissement spécial, le *thrill murmur,* qu'on ne méconnaît plus jamais quand on l'a perçu une fois dans sa vie : il s'agit d'un *anévrysme artérioso-veineux.*

La situation de ces blessés porteurs d'une plaie sous-cutanée d'un gros vaisseau artériel, ou d'une plaie similaire d'une grosse artère et d'une grosse veine, est excessivement grave, bien qu'elle soit loin de le paraître au premier abord.

Il ne faut pas perdre de vue que, sans intervention, il y a menace de mort par rupture de la poche et hémorragie secondaire foudroyante, et que d'autre part, l'intervention n'est pas de tout repos, que le blessé a des chances de rester sur la table d'opération, même entre les mains d'un opérateur habile et de sang-froid.

Par la direction du trajet, s'il s'agit d'un séton, par le repérage radioscopique du projectile, quand il s'agit d'une plaie borgne, on commencera par déterminer le niveau approximatif de la blessure vasculaire, de manière à pouvoir se créer une large voie d'accès, et sans crainte de sectionner le sterno-mastoïdien et la clavicule, quand l'hématome est à la base du cou : partie basse de la gouttière carotidienne ou creux sus-clavier.

Il faut une voie d'accès très large, qui permette autant que possible de réaliser le plan idéal suivant : dégager le vaisseau qui saigne, d'abord en amont de la lésion ; placer un fil d'attente qui assurera une hémostase relative pendant qu'on enlèvera rapidement les caillots et qu'on isolera le segment artériel ou veineux ouvert, pour le saisir entre deux pinces.

Car ce serait pure fantaisie que de tenter autre chose qu'une double ligature artérielle, ou une quadruple ligature artérielle et veineuse, en cas de lésion artériosoveineuse. La suture vasculaire n'est pas de mise en chirurgie de guerre, et je n'ai pas trouvé une seule occasion qui m'ait permis de la tenter. Les dégâts sont tels, l'infiltration sanguine si étendue dans les parois vasculaires, dans les gaines et dans tous les tissus périphériques, qu'une bonne ligature a toujours été la seule façon dont il m'ait été possible de me tirer d'affaire.

Ce plan idéal n'est pas toujours réalisable au niveau du cou, surtout quand l'hématome a son centre tout près de la clavicule. Parfois les plaies superficielles sont à peine incisées, que le sang coule à flots ; on comprime, on pince au petit bonheur, et on ne réussit pas toujours à se rendre maître de l'hémorragie.

Je garderai toujours le souvenir d'une intervention très dramatique, chez un blessé présentant un gros hématome artérioso-veineux sous-clavier gauche, qui resta sur ma table d'opération. Il s'agissait d'un éclat d'obus qui, pénétrant au-dessus de la clavicule gauche, avait été se loger contre la base du cœur.

Dès l'incision de l'aponévrose moyenne, le sang vint à flots et le sujet mourut en quelques secondes.

A l'autopsie, on constata que l'éclat avait tranché la sous-clavière gauche, déchiré sur une longue étendue le tronc brachio-céphalique gauche, pour aller se loger contre la veine cave supérieure.

Que pouvait-on faire dans un cas de ce genre ?

Ces hématomes du cou, surtout ceux de la base, sont extrêmement graves, et je ne suis guère surpris de n'en guère trouver dans les comptes rendus, pourtant nombreux, d'anévrysmes traumatiques opérés dans les hôpitaux de l'intérieur.

II. — PLAIES DU LARYNX ET DE LA TRACHÉE

Les plaies des *voies respiratoires supérieures* ne provoquent pas toujours d'accidents bien marqués. J'ai vu le cou traversé par une balle dans son diamètre transversal, sans que le blessé présentât d'autre symptôme qu'un peu de raucité de la voix.

Habituellement, il y a de l'emphysème et il peut prendre des proportions inquiétantes, envahir la paroi thoracique, la face, le thorax, quand il y a un trajet ne lui permettant pas un accès facile vers l'extérieur.

Il faut bien vite débrider largement la plaie.

On peut, quand la plaie est nette, propre, régulière, tenter la suture du larynx, à condition de ne pas suturer les plans superficiels.

Certains blessés du larynx ou de la trachée présentent au contraire des phénomènes de dyspnée angoissante et progressive. L'emphysème cervical, l'affaissement du larynx fracturé, la pénétration du sang dans les voies aériennes, tout cela entraîne un état d'asphyxie progressive qui commande la trachéotomie immédiate. C'est une des opérations les plus urgentes de la chirurgie d'armée et les postes de secours devraient être tous pourvus d'une boîte à trachéotomie et d'un assortiment de canules.

Bien entendu, quand une canule de sauvetage aura été placée au poste de secours, il restera à l'ambulance le soin de débrider la plaie laryngée, afin d'éviter l'infection des lames cellulaires, si abondantes au niveau du cou.

CHAPITRE VI

PLAIES PÉNÉTRANTES DE POITRINE

La plaie pénétrante de poitrine est un type de blessure bien plus fréquent que les plaies du cou. C'était, avant la guerre, une notion classique, que la grande bénignité des plaies de poitrine. On est un peu revenu de cette opinion, comme de beaucoup d'autres.

D'abord, bon nombre de cas sont très rapidement mortels par *hémorragie broncho-pulmonaire et asphyxie ;* ils n'ont même pas le temps d'arriver au poste de secours. Par contre, parmi les blessés de poitrine qui arrivent aux ambulances, on en voit bien peu mourir d'hémorragie pleuro-pulmonaire et on peut dire qu'un blessé qui ne meurt pas très rapidement d'hémorragie ou d'asphyxie a beaucoup de chances de guérir sans incident, s'il n'est pas emporté secondairement par des *accidents d'infection.*

Malheureusement, là comme ailleurs, l'infection constitue un très gros danger et les complications septiques des plaies pleuro-pulmonaires par armes de guerre m'ont paru, comme à beaucoup d'autres observateurs, bien plus graves et bien plus fréquentes que dans la pratique civile.

De telle sorte que dans les ambulances, aux *indications thérapeutiques primitives*, résultant de l'épanche-

ment sanguin au dehors ou dans la plèvre, du pneumothorax et parfois de l'emphysème, s'ajoutent souvent, à
plus ou moins bref délai, des *indications secondaires*
créées par l'apparition de complications septiques.

I. — INDICATIONS THÉRAPEUTIQUES PRIMITIVES

L'hémorragie a fourni rarement matière à une intervention d'urgence. Je vous en ai dit la raison il y a un
instant : les blessés qui saignent beaucoup, qu'il s'agisse
d'une hémorragie externe ou d'une inondation rapide de
la plèvre, meurent avant d'arriver à l'ambulance.

En pratique civile, les indications de la thoracotomie
pour suturer un poumon qui saigne sont tout à fait exceptionnelles, du moins de l'avis à peu près général. En chirurgie de guerre, elles le sont encore davantage. Je n'ai
souvenir que d'un cas où la question aurait pu se poser ;
le blessé présentait tous les signes d'un hémothorax à
marche rapide progressive ; il était décoloré, glacé et
parfaitement incapable de supporter une thoracotomie,
qui aurait été le coup de pouce terminal.

La question de la *suture hémostatique du poumon*
ne se pose donc pour ainsi dire jamais et je n'en connais
pas une seule observation publiée au cours de cette
guerre, dans laquelle les bistouris audacieux n'ont pourtant pas fait défaut.

En somme, dans l'immense majorité des cas, les indications primitives consistent à *favoriser indirectement
l'arrêt de l'hémorragie*, à combattre les *accidents dys-
pnéiques* symptomatiques de l'*hémothorax* et du *pneumothorax* et à prévenir dans la mesure du possible les
accidents d'infection.

Les éléments de cette thérapeutique sont bien connus et je n'ai pas besoin d'y insister longuement.

La rétraction du poumon blessé et la compression par le sang épanché dans la plèvre, sont deux *moyens d'hémostase* spontanées dont il s'agit de ne pas troubler l'action providentielle. L'immobilisation du blessé aussi précoce que possible est donc une condition qui s'impose. C'est une loi absolue de conserver les plaies de poitrine dans les ambulances de l'avant, de ne jamais les évacuer à longue distance dans les deux premières semaines qui suivent la blessure, quelque favorable qu'ait paru son évolution.

Contre la *dyspnée*, nous avons deux ressources habituellement suffisantes : la position demi-assise et la morphine.

Quant à la *prophylaxie de l'infection*, il faut convenir que nous ne pouvons pas grand'chose. Théoriquement l'intervention prophylactique idéale consisterait à ouvrir la plèvre, à l'assécher complètement, à extérioriser le poumon pour nettoyer le trajet, à extraire le projectile en cas de plaie borgne, et à faire la suture ou le tamponnement du parenchyme pulmonaire, pour éviter le retour de l'hémorragie.

Il suffit d'énoncer un pareil programme pour en saisir tous les risques. Encore n'assurerait-il pas de façon certaine la désinfection du trajet pulmonaire, aussi difficile à réussir que la désinfection d'un trajet encéphalique.

Nos prétentions doivent être beaucoup plus modestes et, fort heureusement, l'expérience a prouvé que nous pouvions compter dans une large mesure sur les moyens de défense naturelle, sur la résistance du poumon et de la plèvre aux infections qui ne sont pas trop virulentes.

Deux cas sont d'ailleurs à considérer.

Ou bien il s'agit d'une plaie punctiforme par balle de fusil ou par petit éclat d'obus, d'un *hémothorax* ou d'un *hémo-pneumothorax fermés*. Rien de plus à faire que de badigeonner à la teinture d'iode l'orifice de pénétration et son pourtour, ou les deux orifices en cas de transfixion, d'immobiliser le thorax dans un bon bandage de corps, et d'installer le malade dans la position demi-assise.

S'agit-il au contraire d'une *plaie thoraco-pulmonaire béante*, par gros éclat d'obus, avec brassage de l'air et du sang par la traumatopnée, compliquée, comme c'est fréquent, de fracture esquilleuse d'une ou de plusieurs côtes ? L'infection certaine de la plaie thoracique va se propager à peu près fatalement à la plèvre et au poumon, et je pense que dans les cas de ce genre, il faut intervenir plus activement que dans les cas précédents.

J'en suis arrivé très vite à la pratique suivante : nettoyer largement la brèche thoracique, ébarber les tissus grisâtres ou de vitalité douteuse, extraire les esquilles et placer un drain dans l'orifice pleural ainsi régularisé, mais sans toucher au poumon, me réservant, si l'infection se caractérisait, de drainer secondairement la plèvre au point déclive.

En dehors de ces trois indications primitives fondamentales : favoriser indirectement l'hémostase, combattre l'asphyxie, prévenir l'infection, l'*emphysème* exige quelquefois un traitement particulier. Il n'est pas rare, dans les plaies du poumon à thorax fermé ; mais en général, il est limité au pourtour de l'orifice thoracique oblitéré, et c'est un incident banal surajouté au pneumothorax : on n'a guère à s'en inquiéter.

Je l'ai vu, deux fois, se généraliser en quarante-huit heures, gagner tout le tronc, le cou, la face, l'abdomen et même les cuisses. Il y avait accumulation sous pression de l'air pulmonaire dans la plèvre, un *pneumothorax à soupape*, avec une dyspnée progressive des plus inquiétantes. Je n'ai pas hésité à ouvrir la plèvre entre deux côtes, pour placer un gros tube d'aération et les accidents disparurent comme par enchantement.

II. — INDICATIONS THÉRAPEUTIQUES SECONDAIRES

Que deviennent ces blessés du thorax ?

1° La guérison sans opération. — Beaucoup *guérissent* sans incident et avec une surprenante rapidité. C'est le cas d'un grand nombre d'hémothorax ou d'hémopneumothorax fermés, à épanchement peu abondant, comme ceux que produit la balle de fusil.

Après trois ou quatre jours d'une fièvre *aseptique* légère, ne dépassant pas 38°5, due à la résorption du sang hémolysé, on constate la régression rapide des signes sthétoscopiques, et la guérison est établie en deux ou trois semaines.

D'autres blessés traînent davantage ; la fièvre ne tombe pas en quelques jours, la dyspnée persiste, l'épanchement ne se résorbe pas ou même augmente, sans que l'état général soit inquiétant. Il y a sans doute un peu d'infection, de réaction pleurale, au contact d'un épanchement légèrement infecté.

Dans ces cas dans lesquels, à la fin du premier septenaire, l'évolution vers la guérison ne se dessine pas franchement, n'hésitez pas à pratiquer une *thoracentèse*. La crainte d'hémorragie par décompression pulmonaire est illusoire à ce moment. Une ponction évacuatrice d'un

demi-litre, de trois quarts de litre, de l'épanchement san-
glant, mais non suppuré, qu'on répète s'il y a lieu au
bout de quelques jours, est un excellent moyen dc hâter
la guérison et j'en ai constaté plus d'une fois l'efficacité
et l'innocuité.

Je n'ai pas fait le relevé exact des plaies de poitrine,
des blessures pleuro-pulmonaires, que j'ai observées
dans les ambulances, mais je crois bien ne pas être loin
de la vérité en affirmant que cette évolution favorable se
montre dans les trois quarts des cas.

2° Les complications septiques. — Dans le qua-
trième quart, elle est troublée par des *complications septiques* qui m'ont paru se présenter sous deux aspects
cliniques bien différents.

a. *Hémothorax suppuré*. — Le type le mieux caracté-
risé, c'est la *transformation purulente d'un hémothorax*
fermé. On s'en aperçoit aisément, quand on pratique,
ainsi que je viens de le dire, la ponction d'un épanchement qui ne se résorbe pas, chez un blessé dont la fièvre
du début persiste ou remonte. Au lieu de sang simplement
hémolysé et sans odeur, le trocart ramène du sang cou-
leur chocolat ou déjà nettement purulent et de mauvaise
odeur. Il faut de suite pratiquer l'*opération de l'empyème*
au point déclive, c'est-à-dire dans le neuvième espace
intercostal, sur la ligne axillaire postérieure et en résé-
quant une côte.

Le pronostic de ces hémothorax suppurés, incisés à
temps, est assez favorable.

b. *Septicémie pleuro-pulmonaire*. — Il n'en va pas de
même d'une autre forme d'infection pleurale que j'ai
observée principalement à la suite des blessures par

éclat d'obus avec ouverture large de la plèvre. Très vite, on voit s'écouler par la plaie, en grande abondance, du liquide souvent d'odeur infecte, et l'état général est très touché : pouls à 110 ou 120, facies tiré, teint jaune, température à 40°, conjonctives ictériques, grosse angoisse respiratoire.

La situation est ici fort inquiétante, d'autant plus que la pleurotomie au point déclive réussira rarement à enrayer la marche de cette véritable *septicémie d'origine pleurale et pulmonaire*.

En somme, le traitement des plaies *pleuro-pulmonaires*, tel que je viens de l'exposer, ne réclame pas une chirurgie particulièrement active, puisque le plus souvent, tout doit se borner à immobiliser le blessé et à surveiller l'évolution de l'hémothorax.

III. — LES PROJECTILES INTRAPULMONAIRES

Je n'ai pas parlé de l'extraction des *corps étrangers intrapulmonaires*, parce que je ne crois pas que ce soit une chose à tenter, quand la blessure est *fraiche*. La raison de cette abstention est contenue dans ce que j'ai dit sur l'inutilité et les risques de la thoracotomie d'emblée, pour le traitement direct de la plaie du poumon, par le tamponnement ou la suture.

Quant à l'extraction tardive, dans les hôpitaux de l'intérieur, que certains de mes collègues voudraient systématique, sans autre indication que celle du *diagnostic radiologique*, je me sens peu enclin à les suivre dans cette voie.

Quoi qu'on en ait dit, et en dépit des séries présentées

par quelques opérateurs, extraire une balle ou un éclat d'obus du parenchyme pulmonaire n'est pas une intervention insignifiante, et je demande pour la pratiquer, plus qu'une simple *invitation radiologique* ; il me faut une indication précise : abcès pulmonaire, foyer de gangrène, pleurésie interlobaire, ou tout au moins des troubles fonctionnels importants.

CHAPITRE VII

PLAIES DE L'ABDOMEN

Aucune question n'aura été plus agitée, au cours de cette guerre, que celle du traitement des *plaies pénétrantes de l'abdomen*.

I. — LE TRAITEMENT NON OPÉRATOIRE
ET LA LÉGENDE DES GUÉRISONS SPONTANÉES

Au début, la consigne était l'abstention systématique. Elle avait trouvé, affirmait-on, sa confirmation dans l'expérience des guerres modernes ; on disait et on écrivait avant la guerre, sans s'en montrer trop surpris, que les pénétrations abdominales, avec lésions viscérales, même avec perforation intrapéritonéale du tube digestif, guérissaient par le traitement médical, dans l'extraordinaire proportion de 30 à 50 p. 100 des cas.

Cette conception s'accordait fort bien avec les conditions d'une organisation matérielle et technique qui n'avait rien prévu pour rendre possible la pratique de la laparotomie d'urgence dans les ambulances.

Fort de tout ce que j'ai observé, je ne crains pas d'affirmer, en ce qui concerne les *plaies intrapéritonéales du tube digestif,* qui dominent en somme tout le débat, que *la guérison sans traitement direct de la lésion, c'est-à-dire sans laparotomie, est une exception sur laquelle nous n'avons pas le droit de compter.*

J'ai vu, comme tout le monde, des plaies du rein ou du foie, des plaies intéressant les surfaces extrapéritonéales des côlons fixes, guérir sans intervention réglée et systématique.

Mais pour ce qui est des plaies des segments intrapéritonéaux du tube digestif, intestin grêle, côlon transverse et anse sigmoïde, rectum et même estomac, mettez-vous bien dans l'esprit que la *fréquence des guérisons spontanées est une légende*, étayée sur des erreurs de diagnostic.

Il y a d'abord un fait qui m'a frappé. C'est la déplorable habitude qu'on a dans beaucoup de postes de secours et d'ambulances, d'ajouter sans nécessité au substantif *plaie* le qualificatif *pénétrante*. On fait un abus extraordinaire de cet adjectif : plaie pénétrante du cou, de la cuisse, du thorax, de l'abdomen. Sur les fiches qui m'arrivaient avec plaie *pénétrante* de l'abdomen, il y en avait bien un tiers qui n'étaient en réalité que plaies de la paroi, n'ouvrant même pas le péritoine.

Un tel abus de langage est regrettable car il expose à des erreurs d'interprétation et de classification et il devrait être entendu que plaie pénétrante de l'abdomen, cela veut dire au moins : *pénétration intrapéritonéale.*

De plus, pénétration intra-abdominale n'est pas synonyme de lésion viscérale ou intestinale.

Si extraordinaire que cela paraisse, il arrive qu'un projectile traverse l'abdomen d'avant en arrière, et même transversalement, sans ouvrir le tube digestif. Cela se voit dans les flancs pour les coups de feu sagittaux, et dans l'étage supérieur de l'abdomen pour les transversaux. J'ai vu un séton transversal pénétrant de l'épigastre sans autre lésion qu'une ecchymose de la paroi gastrique antérieure.

Des plaies pénétrantes à un seul orifice avec projectile inclus, même dans la zone périombilicale, ne lèsent pas toujours non plus l'intestin. Aussi, dans les cas de ce genre, n'y a-t-il rien de plus trompeur que de se baser uniquement sur un simple repérage radioscopique de la position d'un projectile en profondeur pour admettre que ce projectile a troué l'intestin, et pour l'admettre, alors même que le blessé ne présente aucun symptôme abdominal inquiétant !

C'est pourtant ce que vient de faire mon collègue Chevassu, dans le seul travail paru depuis la guerre pour défendre les méthodes abstentionistes, même quand on a les moyens de pratiquer la laparotomie.

Ce plaidoyer a surpris le monde chirurgical et M. Quénu, qui en a fait une critique serrée, n'a pas eu de peine à montrer que la grande majorité des documents que Chevassu a présentés comme favorables à la guérison spontanée des plaies de l'intestin étaient en réalité des pénétrations sans lésion viscérale et même des plaies non pénétrantes.

Et ces conclusions de M. Quénu concordent exactement avec ce que j'ai observé moi-même, travaillant dans le secteur contigu à celui de Chevassu, pendant notre offensive de Champagne, et dans des conditions de milieu identiques aux siennes.

Sur une cinquantaine de blessés traités par les moyens médicaux, je n'en ai vu guérir que deux avec une fistule stercorale. Tous les autres sont morts rapidement de péritonite dans l'espace de un à cinq jours, et c'est une règle qui n'admet, soyez-en bien persuadés, qu'un nombre infime d'exceptions.

II. — L'INCISION SUS-PUBIENNE

Au début de la guerre, on avait fait une légère concession au traitement opératoire et on avait fondé beaucoup d'espoir sur une intervention désignée, du reste assez improprement, sous le nom d'*opération de Murphy*. Elle consiste à installer le drainage sus-pubien du petit bassin, et l'instillation rectale continue, sans se préoccuper de la lésion intestinale.

Cette demi-chirurgie, qui s'accordait encore assez avec la conception du traitement chirurgical réduit des ambulances de l'avant, je l'ai essayée dans deux circonstances différentes : au début de la guerre, en particulier pendant la bataille de la Marne, alors que je ne disposais que d'une installation incompatible avec la pratique de la laparotomie ; et plus tard, chez certains blessés, que je jugeais incapables de supporter une laparotomie et chez qui je désirais néanmoins tenter quelque chose.

Sur 16 opérés de cette façon, 14 sont morts, et un seul des deux guéris avait sûrement une plaie de l'intestin, qui aboutit à une fistule stercorale ; le second n'avait probablement qu'une plaie de la vessie.

Aujourd'hui, l'opération de Murphy est tombée dans le plus complet discrédit, et on s'accorde à reconnaître qu'elle ne donne pas plus que l'abstention pure et simple.

III. — LA LAPAROTOMIE

Quand on proclame, comme on l'a fait, le triomphe des méthodes abstentionistes dans le traitement des blessures du tube digestif, cela équivaut à proclamer que la doctrine de la laparotomie pour plaie de l'abdomen est une formidable erreur des chirurgiens du temps de paix, en quelque sorte la conséquence d'une déplorable déformation professionnelle ; j'ai entendu de mes oreilles cette réflexion vraiment suggestive ; à moins qu'on ne soutienne, par un singulier amour du paradoxe, que les plaies intestinales de la balle de fusil et de l'éclat d'obus ont plus de tendance à la guérison spontanée que ceux du revolver de nos apaches parisiens !

Or, il suffit d'avoir assisté à quelques opérations ou à quelques autopsies pour être fixé bien vite sur la nature et l'étendue des dégâts que produisent habituellement une balle de fusil, un shrapnell ou un éclat d'obus : sections complètes, éclatements larges comme plusieurs doigts, trous comme 10 ou 20 sous et toujours bordés de tissus mortifiés ; voilà les types courants des lésions qu'on rencontre à l'opération ou à l'autopsie.

En réalité, ne peuvent guérir spontanément que les blessés assez heureux pour n'avoir été touchés qu'au niveau d'une seule anse, restée tout près de l'orifice de pénétration abdominale et susceptible de s'y adosser en fistule stercorale ou anus contre nature.

Je vous demande si ce n'est pas une folie que de compter sur un pareil hasard !

La laparotomie n'a plus à faire ses preuves ; elles sont dès maintenant suffisamment faites. Pratiquée dans de bonnes conditions, elle peut sauver un grand nombre de blessés de l'abdomen atteints de perforation intrapéritonéale du tube digestif.

Il n'est pas difficile de préciser ce que doivent être ces

bonnes conditions de la laparotomie pour blessure du tube digestif.

Milieu opératoire approprié, pourvu d'un personnel d'opérateurs habitués à la pratique de la chirurgie abdominale et d'un personnel infirmier au courant des soins post-opératoires minutieux que réclament ce genre d'opérés.

Salle d'opération et locaux d'hospitalisation bien chauffés ; stérilisation impeccable, prête à toute heure du jour et de la nuit.

Tout cela se trouve réuni dans les admirables ambulances chirurgicales automobiles qui ont eu et qui ont encore tant de détracteurs inconscients.

On n'a rien trouvé et on ne trouvera rien de mieux et nous ne saurions trop témoigner de reconnaissance à mon collègue Marcille, qui en a été le promoteur et l'organisateur.

Ces conditions de milieu et de personnel ne sont pas évidemment les seules nécessaires. D'autres, tout aussi indispensables au succès, dépendent du blessé lui-même : l'*importance des lésions,* d'une part, et le *temps écoulé* entre la blessure et l'opération d'autre part.

Il ne faut pas demander à la laparotomie plus qu'elle ne peut donner et attendre d'elle des miracles. Il y a des cas désespérés, qui échappent aux moyens chirurgicaux les plus perfectionnés. L'importance et la multiplicité des lésions intestinales, nécessitant des résections étendues ou multiples ; leur association fréquente à des hémorragies profuses par déchirure du mésentère, par plaie du foie ou du rein ; à des blessures graves d'autres régions que l'abdomen : thorax, crâne, membres ; tout cela diminue assurément les chances de succès, même entre les mains les plus habiles.

L'heure de l'opération tient peut-être le premier rang, dans ces multiples conditions favorables. Il n'y a plus grand'chose à espérer, quand un blessé nous arrive en pleine péritonite. Il faut opérer avant l'apparition de la péritonite.

Or, on a toujours un délai de quelques heures avant que l'infection péritonéale ait le temps de devenir irrémédiable. Jusqu'à la cinquième, sixième et septième heure, le péritoine est encore sain d'apparence, et c'est dans cette phase qu'on peut obtenir des succès, quand les lésions ne sont pas trop étendues. Pour le ventre comme pour le crâne, on ne saurait trop insister sur la nécessité de l'évacuation hâtive des blessés sur l'ambulance opératoire et sur la suppression de tous les arrêts inutiles.

Malheureusement, il semble que cette nécessité n'est pas toujours bien comprise. Il m'est arrivé bien souvent de recevoir des blessés du ventre qui avaient perdu un temps précieux dans les ambulances de triage, soit parce qu'on les avait considérés comme momentanément inévacuables, soit parce que les transports ne se faisaient pas en dehors d'heures fixées d'avance.

Quelle que soit la raison du retard, bien souvent les blessés qui ont été opérés par mes collaborateurs ou par moi, ne l'ont été qu'après l'heure vraiment chirurgicale. Ainsi sur 51 laparotomies typiques pour blessures intrapéritonéales de l'intestin, 28 n'ont pu être faites que sept à quarante-huit heures après la blessure et bien souvent il aurait pu en être autrement !

Cette importance de la *précocité* ressort on ne peut plus clairement des résultats qui ont été obtenus. Pour le montrer, je citerai seulement mon propre bilan opératoire. J'ai fait pour ma part 26 laparotomies pour plaies de l'intestin ; elles m'ont donné en bloc 6 guérisons, soit 23 p. 100.

Or, sur ces 26 blessés, les 12 qui ont été opérés après la septième heure sont morts tous sans exception, alors que j'ai obtenu la totalité de mes 6 guérisons sur les 14 opérés des sept premières heures. Ainsi, tandis que la laparotomie tardive me donnait 100 p. 100 de mortalité, la laparotomie faite de trois à sept heures après la blessure me donnait plus de 42 p. 100 de guérisons !

On peut donc dire que, toutes choses égales d'ailleurs, la laparotomie doit être précoce ou ne pas être. Ce qui était la vérité en temps de paix n'a pas cessé de l'être en temps de guerre.

C'est en s'inspirant de cette nécessité de la laparotomie précoce, qu'on a créé dans certains secteurs les fameux *abris blindés*, destinés principalement, dans l'esprit de leurs promoteurs, à la pratique des laparotomies.

L'excès en tout est un défaut. En augmentant la précocité, en opérant dans les deux ou trois premières heures, ou encore plus tôt, on risque fort, dans un abri blindé, de compromettre les autres conditions indispensables au succès de la chirurgie intestinale.

Ni l'opérateur, ni l'opéré ne sont très à l'aise dans un abri blindé. Sans parler de l'inconvénient qu'il y a, pour le système nerveux de l'un et de l'autre, à rester trop près du canon, je me méfie beaucoup de la qualité des soins post-opératoires qu'on peut donner dans un abri blindé. Or, le succès en dépend tout autant que de la qualité de l'opération elle-même.

Du reste, l'abri blindé n'est utilisable que dans une guerre stagnante comme la guerre actuelle. Alors, de deux choses l'une, ou le secteur est calme, ou il y a une attaque.

Si le secteur est calme, rien n'empêche de transporter les blessés dans une ambulance bien installée, à 12 ou 15 kilomètres des lignes, dans les délais de trois, quatre ou cinq heures.

S'il y a attaque et surabondance de blessés, le poste chirurgical blindé va se trouver si rapidement débordé qu'il ne sera plus possible d'y grouper personnel et matériel en quantité suffisante pour satisfaire à tous les besoins. Et c'est au milieu d'un pareil encombrement qu'on voudrait suturer des intestins ?

Si vous voulez ma façon de penser, je vous dirai très franchement que je ne suis pas partisan des abris blindés pour laparotomie et que cette innovation ne s'est pas toujours inspirée exclusivement de l'intérêt des blessés.

Que le Service de Santé s'arrange pour amener les « ventres », en quatre ou cinq heures, dans des ambulances offrant toutes les conditions requises pour la pratique de la chirurgie abdominale ; ils guériront dans la proportion de 40 p. 100 et je crois qu'on ne peut guère demander davantage, étant donné la gravité si fréquente des lésions.

J'ai insisté un peu longuement sur cette question du traitement des plaies du tube digestif ; c'est une des plus importantes de la chirurgie d'armée et je voudrais vous avoir convaincus de l'impuissance des méthodes abstentionistes. Je voudrais surtout que ceux qui sont appelés à servir dans les formations avancées, postes de secours, ambulances de triage, y soient les avocats de la laparotomie précoce et s'emploient, de toute la force que donne la foi, à faire transporter aussi vite que possible les blessés de l'abdomen dans les ambulances organisées pour la chirurgie et en particulier pour la chirurgie abdominale.

CHAPITRE VIII

LES FRACTURES DES MEMBRES ET LES PLAIES ARTICULAIRES

Comment faut-il régler, dans les ambulances, le traitement des fractures des membres et des plaies articulaires ?

Voilà une des questions les plus importantes de la chirurgie d'armée. En raison de la grande variété des aspects sous lesquels elle se présente, elle soulève des problèmes thérapeutiques multiples et leur solution ne paraît pas encore établie avec toute la précision désirable.

Nous sommes partis en guerre avec une foi profonde dans les vertus de la chirurgie conservatrice. N'était-ce pas la première fois que, dans une guerre importante, la chirurgie militaire allait mettre en œuvre les ressources de l'asepsie et de l'antisepsie ?

Et voici que, comme après toutes les guerres de la période préantiseptique, comme au temps de D. Larrey et de Percy, de Baudens et de Sédillot, les discussions renaissent, contre toute attente, sur les mérites respectifs et les indications relatives de la conservation pure et simple, de l'extraction des esquilles, des résections atypiques ou typiques, et des amputations.

I. — L'AMPUTATION D'EMBLÉE

J'envisagerai d'abord les cas dans lesquels l'*amputation d'emblée* s'impose, sans qu'il soit possible ou raisonnable de songer à la conservation du membre.

Dans cette guerre, la plus terrible de toutes celles qui ont ensanglanté notre pays, les *indications absolues* de l'amputation, celles qui ne permettent aucune hésitation entre l'amputation et la conservation, m'ont paru se présenter avec une fréquence insoupçonnée de ceux qui n'ont pas fréquenté les échelons sanitaires avancés.

On ampute beaucoup trop à l'avant, s'écrient certains chirurgiens de l'arrière. Leur jugement ne serait pas aussi bref, s'ils avaient pu se rendre compte du nombre élevé des gros fracas des membres et des infections vite menaçantes pour la vie, qu'on voit dans les ambulances ! Cette fréquence se comprend, quand on songe à la prédominance des blessures par projectiles d'artillerie.

Je connais les ressources des méthodes conservatrices et ma conscience est tranquille : je n'ai jamais amputé d'emblée que quand je ne pouvais pas faire autrement. Voici des chiffres se rapportant au 2º trimestre de la guerre, et provenant d'une ambulance d'un secteur de l'Argonne. Sur 547 blessés atteints de fractures ou de fracas osseux des grands segments des membres, j'ai dû pratiquer une centaine d'amputations ou de désarticulations d'emblée !

Quelles sont les raisons qui m'ont ainsi forcé la main ?

1º Il y a d'abord les cas dans lesquels l'*amputation est réalisée, ou à peu près réalisée,* par le projectile lui-même. Le segment de membre est complètement détaché ou ne tient plus que par quelques lambeaux de parties molles et la séparation s'achève en quelques coups de ciseaux.

Alors, que reste-t-il à faire ?

On a le choix entre deux façons de procéder :

Ou bien : *régulariser* le moignon, c'est-à-dire extraire les esquilles, recouper l'os ou les os de manière à ce que les chairs puissent former, après cicatrisation, un lambeau suffisant.

Ou bien : *faire une amputation régulière*, au-dessus du foyer, en tissus sains.

D'une façon générale, je crois le second procédé préférable et c'est à lui que j'ai eu habituellement recours. La simple régularisation, qui a l'avantage de ne supprimer que le minimum possible, a souvent le gros inconvénient de porter sur des tissus fortement contus, très exposés à la gangrène septique ; c'est pourquoi il me semble qu'il faut réserver la simple régularisation aux sections nettes, qui ne s'accompagnent pas de broiement étendu des parties molles et du squelette.

2° L'amputation d'emblée s'impose encore, et d'une manière absolue, dans les *fracas* et *broiements* des membres avec refroidissement du segment périphérique, par arrêt de la circulation. Il est bien inutile d'attendre que la gangrène soit confirmée ; on risquerait trop de la voir se manifester sous la forme d'une gangrène mixte, ischémique et septique tout à la fois.

Les cas qui rentrent dans ces deux premières indications échappent évidemment à la conservation et ils sont bien plus fréquents qu'on ne le croit à l'arrière.

La seule hésitation qu'on puisse avoir, c'est sur le *moment opportun* de l'intervention nécessaire, qu'il s'agisse d'une simple régularisation, ou d'une amputation au-dessus du foyer traumatique.

Quand le blessé est en *état de choc,* surtout si on se propose de pratiquer une amputation régulière, on combattra d'abord le choc par les moyens appropriés ; on réchauffera le blessé, on lui pratiquera des injections de sérum et d'huile camphrée et on n'interviendra qu'au bout de quelques heures.

C'est surtout dans les broiements du genou et de la cuisse que cette attente est de rigueur, car ils exposent tout spécialement au choc traumatique. L'amputation haute de la cuisse est la plus grave de toutes les amputations. Elle est presque fatalement suivie de mort, quand on la pratique chez un blessé encore en état de choc.

3° Une autre indication absolue de l'amputation d'emblée, plus fréquente encore que les deux précédentes, est fournie par certaines *infections graves.*

Je vous ai parlé de cette *forme massive de la septicémie gazeuse* que j'ai vue si souvent constituée déjà dès l'arrivée des blessés à l'ambulance. Les théoriciens les plus ardents de la conservation sont bien forcés de s'incliner devant cette impérieuse nécessité d'une amputation rapide, sans aucune tentative d'intervention conservatrice. Elle figure certainement pour un bon tiers dans le nombre des amputations ou désarticulations d'emblée que j'ai dû pratiquer, pour tâcher de conserver la vie en supprimant le membre.

La septicémie gazeuse massive n'est d'ailleurs pas la seule espèce d'infection suraiguë, en face de laquelle il faut surmonter son désir de conservation. Je vous ai signalé ces formes graves de *septicémie suraiguë*, qu'on n'observe guère qu'à l'occasion des fractures de cuisse, et qui se caractérisent par des accidents généraux si menaçants, que l'amputation d'emblée est la seule planche de salut, combien fragile !

En dehors de ces trois indications :

1° Séparation complète, ou presque, d'un segment de membre ;

2° Fracas d'un membre avec arrêt de la circulation périphérique ;

3° Infection grave faisant prévoir la mort rapide.

On n'a jamais à pratiquer l'amputation d'emblée, et la conservation s'impose.

II. — LES TRAITEMENTS CONSERVATEURS

Conserver un membre atteint de fracture ou de blessure articulaire, cela ne signifie pas qu'on va se contenter de l'immobiliser, après un badigeonnage iodé de l'orifice d'entrée, ou des deux orifices. Conservation n'est pas du tout synonyme d'abstention opératoire.

Assurer la conservation, cela comporte au contraire habituellement des interventions sanglantes qui sont souvent fort délicates et qui réclament toujours plus de sens clinique et d'expérience chirurgicale qu'une vulgaire et banale amputation.

1° Les fractures diaphysaires. — Voyons d'abord le *traitement des fractures.*

A. Y a-t-il des fractures par armes de guerre *qu'il ne faut pas opérer*, auxquelles convient un simple pansement, suivi de l'immobilisation du membre, c'est-à-dire *la conservation pure et simple ?*

Oui, il y a des fractures pour lesquelles il n'est pas nécessaire de prendre le bistouri ; mais pour que cette abstention soit légitime et sans danger, la fracture doit se présenter dans des conditions très particulières, malheureusement assez rares dans la pratique de guerre, surtout de la guerre actuelle.

Ces conditions sont identiques à celles qui nous ont fait considérer le débridement comme inutile dans les plaies en séton des parties molles.

Il faut :

1° Que la blessure compliquée de fracture soit un séton à orifices punctiformes, à la sortie comme à l'entrée.

2° Qu'il n'y ait aucun signe d'infection manifeste, c'est-à-dire que les orifices ne laissent suinter aucun liquide sanieux, ni mal odorant, et qu'il n'y ait pas autour d'eux de gonflement erythémateux des parties molles.

Dans les cas de ce genre, c'est une balle de fusil qui a traversé le membre en le fracturant. La petitesse de l'orifice de sortie, l'absence à ce niveau de toute dilacération des chairs et de la peau témoignent du peu d'étendue des dégâts osseux, du caractère non communicatif de la fracture, que confirmeront le palper du membre et la radioscopie, quand on peut la pratiquer. Ce type de fracture, c'est, comme disait Ollier, la fracture simple dans les fractures compliquées.

Ici, tenons-nous-en à la conservation pure et simple ; abstenons-nous d'explorer le trajet et surtout d'y introduire des mèches ou des tubes, sous prétexte d'hémostase ou de drainage. Contentons-nous de désinfecter une large zone cutanée autour des orifices par un badigeonnage iodé, appliquons un pansement rigoureusement aseptique, en matériel stérilisé à l'autoclave ; et immobilisons bien le membre fracturé.

Voilà ce qu'on doit faire dans une fracture peu ou pas comminutive, quand le projectile n'est pas resté dans le foyer, à condition qu'il n'y ait pas de symptômes d'infection déjà constituée.

A ce propos, laissez-moi vous rappeler qu'il ne faut pas se laisser influencer par une légère élévation thermique à 38°, même 38°,5. Ces petites ascensions sont presque constantes, même dans les fractures fermées. Il ne s'agit pas d'une fièvre d'infection, du moment que l'état local, le pouls, le facies restent tout à fait satisfaisants.

Dans ces limites, la conservation pure et simple est tout à fait acceptable. Mais encore faut-il qu'on puisse garder le blessé quelques jours en observation, prêt à intervenir, si l'infection survient.

Evacuer sans délai, au loin sur l'intérieur, un fracturé traité de cette manière est une grosse imprudence. Cela réussira 9 fois sur 10, mais la dizième fois surgiront des accidents graves, capables de coûter un membre et peut-être la vie.

B. Toute fracture qui ne répond pas à ces deux conditions :

1° Plaie en séton à orifices punctiformes ;

2° Pas de signe manifeste d'infection ;
doit être opérée sans retard, avant son évacuation sur l'intérieur.

C'est dire qu'il faut opérer :

Toutes les fractures qui arrivent déjà infectées à l'ambulance, quelles que soient par ailleurs les caractères des lésions du squelette et des parties molles.

Et parmi les fractures qui ne paraissent pas encore infectées :

Les *fractures par balles de fusil avec rétention du projectile ;*

Toutes les fractures par projectiles d'artillerie, éclat d'obus, balle de shrapnell, éclat de grenade.

Les indications se posent de la même façon que pour les blessures des membres, limitées aux parties molles.

La lésion osseuse ne fait qu'ajouter aux manœuvres opératoires un temps particulier, qui d'ailleurs n'existe pas toujours.

Et ceci m'amène à aborder la question capitale des *esquilles* et de l'indication créée par leur présence.

1° On voit de temps en temps des *fractures sans esquilles*. L'os est fracturé, comme dans les fractures communes de la pratique civile, par un simple trait transversal ou oblique. Ce sont des fractures par contact, c'est-à-dire sans perforation ni éclatement de la diaphyse, produites par un projectile à bout de course, de peu de force vive, un éclat d'obus, un shrapnell, qui reste habituellement inclus dans le foyer traumatique.

L'intervention, dans les cas de ce genre, n'aura aucun temps osseux ; elle va se borner, comme pour une blessure n'intéressant que les parties molles, au débridement large de l'orifice de pénétration, à l'extraction du projectile et du gâteau vestimentaire, à l'aseptisation du foyer traumatique et à la pose d'un gros drain au contact du foyer osseux. Mais on se gardera bien de toucher à l'os.

En somme, la fracture n'ajoute rien aux manœuvres nécessitées par la lésion des parties molles, abstraction faite de l'immobilisation post-opératoire du membre fracturé, dont nous parlerons tout à l'heure.

2° Sauf exception, les fractures par armes de guerre sont du type *comminutif, très comminutif*, et on trouve dans le foyer traumatique des esquilles, dont l'abondance et l'importance sont en rapport direct avec la vitesse du projectile.

C'est dans les blessures par balle de fusil qu'on observe les fractures les plus comminutives. La balle de fusil, quand elle frappe une diaphyse à la vitesse de 500 mètres à la seconde, a des effets explosifs extraordinaires. Elle produit des éclatements étendus, brise une diaphyse, aussi solide qu'un fémur, sur une longueur qui atteint parfois 8 à 10 centimètres.

Quel que soit d'ailleurs le nombre des esquilles, il y en a deux espèces, dont la distinction est capitale : les esquilles *adhérentes* et les esquilles *libres*.

Les esquilles adhérentes sont encore rattachées à l'ost par le périoste et les insertions musculaires. Elles son, restées à leur place ou se sont à peine écartées : leur vitalité se trouve donc assurée et elles serviront à la formation du cal, à moins qu'envahies par l'ostéite suppurée, elles ne subissent la *nécrose secondaire*. C'est un événement fréquent, mais qu'on ne saurait cependant considérer d'emblée comme inévitable.

Les esquilles *libres* sont au contraire complètement détachées du squelette et ont perdu toute connexion périostique. Détachées par le projectile, elles ont reçu de lui une force vive, proportionnelle à celle dont il était animé. Quand la vitesse du projectile est faible, les esquilles libres restent au niveau du foyer osseux ou à son voisinage. Elles sont *sédentaires*, comme disait Huguier.

Le plus souvent, et cela résulte des conditions même de la guerre actuelle, les esquilles sont chassées à distance de leur point d'origine. Elles sont *transportées* dans l'épaisseur des parties molles que le projectile a traversées, après qu'il a touché l'os ; elles sont implantées dans les parois du canal musculaire de sortie, parfois à très grande distance. Repoussées avec violence, elles constituent comme autant de projectiles, dont l'action s'ajoute à celle du projectile lui-même, déformé par son contact avec l'os.

Il est facile, dès lors, de se représenter l'aspect des

parties molles ainsi contusionnées, dilacérées, déchiquetées par cette explosion de l'os, et les dimensions étonnantes que présente parfois, en regard d'un orifice d'entrée punctiforme, l'orifice de sortie d'une balle qui a′ traversé un membre en fracassant la diaphyse.

Je ne le répéterai jamais trop : toute blessure de guerre doit être tenue pour inoculée. Or, y a-t-il terrain de culture plus favorable aux germes qu'un foyer traumatique ostéo-musculaire, ainsi labouré par le projectile et par les esquilles libres ? Privées de vitalité, puisque séparées de leur membrane nourricière, le périoste, celles-ci ne sont plus que des corps étrangers dont la présence est nuisible au plus haut degré à la réparation et à la cicatrisation de la plaie.

Portées à distance des fragments, elles ne pourront jamais servir à la formation du cal.

Incapables de se greffer et de vivre dans un foyer qui va suppurer, elles vont éterniser la suppuration qui ne cessera qu'après l'élimination de la dernière d'entre elles.

Bien plus, leur présence dans une plaie fraîche est un puissant obstacle à sa désinfection ; autour et dans l'épaisseur de chaque esquille, les germes s'amassent et prolifèrent, protégés contre l'action des antiseptiques, bien mieux que dans une plaie à parois nettes et dépourvue de tout corps étranger.

Il me semble que de cette opposition entre les esquilles adhérentes et les esquilles libres, se déduit aisément la conduite que nous devons adopter envers elles : *ne pas toucher aux esquilles adhérentes et enlever toutes les esquilles libres,* telle est la formule salutaire.

C'est une question qui fut bien souvent discutée, que celle des indications et des limites de l'*esquillectomie.*

Jadis, on les poussait tellement loin, qu'on recommandait non seulement d'enlever toutes les esquilles, les adhérentes aussi bien que les libres, mais d'ajouter à cette esquillectomie totale, la *résection des extrémités fragmentaires*. Mais c'était bien avant l'antisepsie, au temps des guerres du premier empire et de la conquête de l'Algérie. On ne reculait pas devant la suppression d'un tiers ou d'une moitié d'une diaphyse ! Cette manière de faire réussissait à conserver des membres, et c'était assurément un énorme progrès, à une époque où l'amputation d'emblée était le traitement classique de toute fracture par projectile de guerre.

On se consolait de la fréquence des pseudarthroses ; car, somme toute, un membre flottant valait mieux qu'un moignon.

Aujourd'hui, nous sommes mieux armés que nos devanciers pour lutter contre l'infection des fractures et je pense bien qu'au cours de cette guerre on n'a jamais pratiqué la *résection diaphysaire*.

Il y a bien loin de cette manœuvre excessive à l'*extraction des esquilles libres*, de la totalité des esquilles libres, qui vous apparaîtra, au même titre que l'extraction de l'éclat d'obus et du gâteau vestimentaire, le temps nécessaire et indispensable à la toilette du foyer traumatique.

L'esquillectomie ainsi comprise a sauvé, n'en doutez pas, beaucoup d'existences et beaucoup de membres, et ce n'est pas sans une profonde inquiétude que j'ai vu un chirurgien de l'arrière, qui fait autorité en orthopédie, condamner au nom de prétendus désastres orthopédiques, l'esquillectomie primitive, même limitée à l'extraction des seules esquilles libres.

Certes, je n'en disconviens pas ; on voit de tels fracas diaphysaires dans la guerre actuelle, que l'extraction des seules esquilles libres conduit parfois à des désossements étendus, et qu'il est bien possible qu'on ait observé à l'arrière des consolidations tardives, et même des pseu-darthroses.

Mais il est facile de répondre aux critiques de l'arrière. Pour le chirurgien de l'avant, le point de vue orthopé-dique ne vient qu'en troisième lieu. Il a deux préoccupa-tions d'une autre importance : sauver la vie d'abord, et sauver le membre, si possible.

L'ouverture précoce et large du foyer de fracture, son nettoyage attentif, complété par l'ablation des corps étrangers et des esquilles libres, c'est précisément le moyen le plus sûr d'assurer à la fois la conservation de la vie et du membre, et je suis convaincu que la formule *absolue* de l'orthopédiste en question : *jamais d'ablation primitive d'esquilles,* si par malheur elle était appliquée, augmenterait lamentablement le nombre déjà si élevé des amputés et des morts.

En résumé, au point de vue du traitement à l'ambu-lance, il y a deux grandes catégories de fractures :

1° Les fractures avec plaie en séton à orifices puncti-formes et non infectées.

Elles n'ont pas besoin d'être opérées. Il suffit de les immobiliser dans un pansement aseptique.

2° Toutes les fractures qui n'offrent pas ces deux carac-tères bien précis.

Elles doivent être opérées le plus tôt possible.

Les unes n'ont pas d'esquilles libres : l'opération est la même que dans une blessure des parties molles.

Les autres, et c'est le cas le plus fréquent, sont des fractures esquilleuses : l'ablation des esquilles libres complète la toilette du foyer traumatique.

Dans ce traitement primitif des fractures diaphysaires je n'ai fait aucune place à la réunion des fragments, à l'*ostéo-synthèse*.

Que dans une fracture datant déjà de quelque temps et dont l'évolution favorable ne laisse plus aucun doute, on rapproche secondairement des fragments qui ne sont pas au contact, par une suture métallique ou un manchon d'aluminium qu'on enlèvera ultérieurement, je reconnais que cela peut avoir de l'utilité; mais traiter ainsi les fractures toutes fraîches, comme on l'a conseillé, c'est à mon humble avis, une fantaisie dangereuse qui dépasse de beaucoup le but de simple désinfection que doit se proposer l'intervention d'ambulance, et que je réprouve absolument.

2° Les plaies articulaires. — La conservation dans les plaies articulaires et ostéo-articulaires s'inspirera des mêmes principes que dans les fractures diaphysaires : prévenir ou enrayer l'infection, pour assurer la conservation du membre et de la vie.

Les articulations sont très sensibles aux germes pathogènes; les synoviales se défendent fort mal, bien plus mal que le péritoine, contre les inoculations du dehors. L'aseptisation, la désinfection d'un foyer traumatique articulaire demandent souvent des manœuvres plus complexes et plus délicates que celles d'un foyer de fracture diaphysaire. Il n'y a pas de blessure de guerre dont le traitement exige plus de sens clinique, d'expérience chirurgicale, de vigilance inquiète et prolongée que celui des plaies articulaires.

Les indications et la manière de les remplir dépendent naturellement de la nature et de l'importance des lésions.

A ce point de vue, une distinction s'impose entre les

plaies articulaires sans lésion du squelette et les *plaies articulaires compliquées de lésion du squelette,* c'est-à-dire les *fractures articulaires.*

1° Les *plaies articulaires simples,* sans lésion du squelette, sont tout à fait exceptionnelles. On ne les observe guère qu'au niveau du genou : un projectile peut passer dans l'échancrure intercondylienne, quand la jambe est légèrement fléchie sur la cuisse, par exemple dans la position du cavalier ; il peut ouvrir le cul-de-sac sous-tricipital, transversalement ou d'avant en arrière, sans toucher l'os.

Faut-il pratiquer systématiquement l'*arthrotomie* dans les cas de ce genre ? Certains chirurgiens l'affirment.

Pour ma part, je crois cette systématisation véritablement abusive. Je pense qu'il est permis de s'abstenir, quand il s'agit d'un *séton par balle de fusil,* à condition bien entendu, qu'il n'y ait aucun signe d'infection manifeste.

La guérison se fait souvent sans incident. L'hémarthrose se résorbe, comme dans une entorse. Si l'épanchement est abondant et mal toléré, on vide l'article par une ponction exploratrice.

Mais on n'évacuera pas de suite le blessé ; on le gardera en observation, en se tenant prêt à ouvrir son genou, au moindre soupçon d'infection déclarée, que révéleraient l'élévation thermique, l'augmentation de l'épanchement et de la douleur.

Donc, *jamais d'arthrotomie primitive, dans ces plaies du genou sans lésion osseuse, par balle de fusil non retenue* dans la cavité articulaire.

Mais *arthrotomie secondaire précoce,* quand, par exception, survient une arthrite suppurée.

L'arthrotomie d'emblée s'impose, au contraire, même

en l'absence de lésion osseuse, *quand la balle de fusil est restée dans l'articulation*, et dans toutes les *plaies par projectile d'artillerie*, par *éclats de bombe* ou de *grenade*, que le projectile soit inclus dans la cavité articulaire, ou en soit sorti, même en l'absence de signes d'infection constituée.

S'il y a projectile inclus, la recherche et l'extraction du projectile doivent être le but principal de l'opération. Il faut, à tout prix, extraire le corps étranger. C'est dire qu'on ne peut traiter convenablement les plaies articu- ̓ laires sans une installation radiologique.

3° Les plaies ostéo-articulaires. — Dans l'immense majorité des cas, une plaie articulaire comporte des lésions épiphysaires, dont l'importance varie suivant les cas.

C'est ici qu'apparaissent les discussions et les opinions divergentes, sur la *nature de la première intervention*. Les chirurgiens lyonnais, renchérissant sur la doctrine fixée par Ollier, dans son immortel Traité des résections, accumulent plaidoyer sur plaidoyer en faveur de la *résection typique* et *sous-périostée*. Elle offrirait toutes les garanties voulues, d'abord, au point de vue de la *conservation de la vie et du membre* ; ensuite, au point de vue *fonctionnel* ou *orthopédique*.

M'est avis que mes camarades lyonnais exagèrent et qu'ils poussent plus loin que leur illustre maître les indications de la résection typique dans les traumatismes articulaires.

A. *De la conservation pure et simple dans certaines blessures ostéo-articulaires.* — Procédant comme nous l'avons fait dans les lésions diaphysaires, nous devons d'abord nous demander, s'il y a des blessures ostéo-articulaires pour lesquelles l'*abstention opératoire*, la *conservation pure et simple* est légitime et recommandable.

Je suis bien obligé de répondre par l'affirmative, car j'ai vu un certain nombre de plaies articulaires, avec lésions osseuses indiscutables, à l'épaule, au coude et même au genou, évoluer sans aucune élévation de température et sans me donner la moindre inquiétude.

Il s'agissait de *sétons par balle de fusil*, à orifices punctiformes, avec lésions osseuses très limitées, simple écornure ou gouttière d'une surface articulaire; perforation totale du tissu spongieux d'une épiphyse, sans fracture proprement dite.

L'abstention primitive est parfaitement permise, à mon avis, dans les cas de ce genre, *quand tout symptôme d'infection fait défaut,* et toujours à cette condition formelle qu'on puisse garder le blessé en observation et qu'on se tienne prêt à une intervention secondaire et précoce.

B. Dans tous les cas qui ne remplissent pas ces conditions : séton par balle de fusil, avec petite lésion osseuse, sans fracture proprement dite et sans signe d'infection, l'abstention serait une faute, et nous devons *intervenir aussi vite que possible.*

Quelle sera la nature de cette intervention ?

Une simple *arthrotomie ?* Si peu importantes que paraissent des lésions épiphysaires, du moment que les os sont touchés, l'arthrotomie simple ne sert à rien. Ouvrir une articulation sous prétexte de la drainer, sans s'occuper de la lésion osseuse est une intervention aussi irrationnelle que la simple incision sus-pubienne, dans les perforations intestinales. C'est malheureusement ce que font trop souvent des opérateurs de fortune, qui se figurent avoir fait le nécessaire en ouvrant une synoviale pour y placer un drain. Les désastres ne se comptent plus, dont ces arthrotomies sont responsables, en particulier au niveau du genou.

Faut-il suivant la tendance des chirurgiens lyonnais adopter la solution extrême et pratiquer d'emblée la *résection systématique*, comme au temps des guerres de la période préantiseptique? On répète, depuis Ollier, que la résection typique est la plus haute expression du drainage articulaire et la meilleure des opérations orthopédiques.

Evidemment, rien n'assure mieux le drainage d'un foyer traumatique articulaire, que la suppression de l'articulation ; mais n'est-il pas excessif de recourir à ce moyen héroïque, *avant que l'infection ne soit déclarée, ou dans les cas d'infection légère ?*

En ce qui concerne le point de vue orthopédique, la prophylaxie de l'ankylose, l'argument ne paraît pas plus décisif.

D'abord, il ne serait pas valable pour le membre inférieur, qu'il s'agisse de la hanche, du genou ou du coude-pied, car, ici, la résection n'a pas pour but de reconstituer une articulation solide et mobile ; elle ne peut prétendre à rien de plus qu'à l'ankylose en bonne position.

Et au membre supérieur, en particulier pour le coude, qui sert de thème habituel aux partisans de la résection primitive, il est encore permis de se demander si l'obtention d'une articulation à la fois mobile et solide est assez certaine, après la résection, pour faire oublier qu'une ankylose même serrée, en bonne attitude, c'est-à-dire en flexion à 80 ou 90°, est une infirmité très supportable, plus supportable qu'un coude ballant.

Ainsi, pas plus au point de vue de l'orthopédie que de

l'infection, la résection primitive systématique et typique,
à la lyonnaise, ne paraît à l'abri de toute objection, et
je ne suis pas seul à prétendre qu'on ne fait pas fausse
route, quand on proportionne, dans le traitement d'une
blessure ostéo-articulaire, l'importance du temps osseux
de l'intervention primitive à l'importance des dégâts
épiphysaires.

On peut, un peu schématiquement sans doute, mais le
schéma est un procédé nécessaire pour fixer les idées,
séparer trois catégories de lésions épiphysaires, que
l'examen clinique, aidé par la radiologie, puis par l'arthrotomie exploratrice, permet toujours de distinguer.

a. Dans une première catégorie, je range toutes les
lésions minimes qui ne sont *pas des fractures*, telles
qu'érosions, écornures, sillons et gouttières, produites
par les projectiles qui frappent tangentiellement les
extrémités articulaires ; telles que perforations complètes
d'une épiphyse, ou perforations incomplètes, avec inclu-
sion de projectile au fond du cul-de-sac osseux.

Mise à jour par une incision d'arthrotomie, qu'on pratiquera toujours de façon à ce qu'elle puisse servir éven-
tuellement à une résection, la lésion sera traitée par un
évidement à la curette ou à la gouge, désinfectée par un
écouvillonnage prolongé à l'éther ou à l'éther iodé ; le
trajet du projectile à travers les parties molles sera soigneusement excisé ; le projectile lui-même sera extrait,
s'il est resté dans le foyer traumatique.

Faite à temps, c'est-à-dire dans les six premières
heures, une intervention articulaire ainsi conduite, à condition qu'elle soit rigoureusement aseptique, a toutes
chances de donner d'excellents résultats. Elle en a déjà
donné de tels, que certains opérateurs, enhardis par le

succès, ne craignent pas, à l'heure actuelle, de suturer l'incision d'arthrotomie en ne laissant que la place d'un tout petit drain, voire même de fermer tout, dans les cas particulièrement favorables, ce qui, je dois le dire, me paraît quelque peu audacieux.

Nous voilà loin de la résection typique primitive et systématique !

b. Dans une deuxième catégorie, je range les *fractures partielles*.

J'entends par là des fractures limitées à une partie seulement de la surface articulaire, dont un segment plus ou moins important reste intact.

A l'épaule, fracture d'une tubérosité ; au coude, fracture d'une partie de la palette humérale, condyle externe, trochlée ; ou, du côté antibrachial, fracture de l'olécrâne, de la cupule radiale ; au genou, fracture d'un seul condyle, ou d'un plateau tibial.

Ici, l'intervention primitive se bornera à l'extraction des seuls fragments osseux détachés. Ce sera une ablation d'esquilles libres, comme dans les fractures diaphysaires ; une résection partielle ou atypique, toujours complétée, bien entendu, par l'extraction du projectile.

Qu'il s'agisse d'un évidement ou d'une résection atypique, on ne réussira pas à tous coups, c'est évident ; ces interventions limitées ne suffiront pas à juguler toutes les infections. Mais qu'importe, si on s'abstient de toute évacuation précipitée et si on surveille ses opérés. On a toujours la ressource de pratiquer, au bout de quelques jours, une *résection secondaire précoce*, qui représente bien alors la plus haute expression du drainage et suffira presque toujours, à condition qu'on n'hésite pas trop longtemps à prendre la décision d'y recourir.

c. La troisième catégorie répond aux cas extrêmes, aux *fractures épiphysaires totales*, à *type comminutif,* intéressant tantôt une seule extrémité articulaire, tantôt deux ou même trois, par exemple au coude et au genou.

On voit souvent des fracas osseux tout à fait extraordinaires, en particulier à l'épaule et au coude. La balle de fusil, dans les tirs à courte distance, produit sur les épiphyses des effets explosifs, pour le moins aussi marqués que sur les diaphyses. C'est à l'extrémité supérieure de l'humérus que j'ai vu les destructions osseuses les plus étendues ; la balle de fusil est capable de réduire en miettes, de pulvériser, pour ainsi dire, une tête humérale. Chaque muscle rétracté entraîne avec lui sa surface d'insertion et on trouve les chairs incrustées de poussières d'os, comme par de nombreux grains de sable.

Au coude aussi, on observe de très gros délabrements uni, bi ou tri-épiphysaires. Les surfaces osseuses séparées en nombreux fragments sont projetées à distance, retournées face fracturaire du côté de l'ancienne cavité articulaire, complètement bouleversée.

Le morcellement s'étend toujours au delà de l'épiphyse elle-même, plus ou moins loin sur la partie voisine de la diaphyse.

La *résection primitive* s'impose, naturellement, dans les cas de cette espèce, qui vont fatalement s'infecter, et qui le sont déjà presque toujours au moment où ils arrivent.

Comment faut-il la faire ? Je me suis toujours conformé à la règle qui proportionne l'étendue de l'intervention à celle des délabrements osseux et j'ai été ainsi amené à pratiquer des résections *semi-articulaires* et des résections *totales,* suivant que les lésions étaient uni ou bi-épiphysaires.

Peut-on parler de *résection typique* dans les destructions articulaires auxquelles je fais allusion ? Assurément non, car l'exérèse dépasse souvent les limites du renflement épiphysaire et on n'est pas libre de la limiter au niveau qui serait désirable, pour satisfaire à l'orthopédie.

Ne parlons pas non plus de *résection sous-périostée*. Compter qu'on pourra faire dans ces éclatements épiphysaires des résections typiques et sous-capsulo-périostées, alors que l'intervention ne consistera que dans l'extraction, morceau par morceau, des fragments osseux qui ne tiennent plus, c'est un mirage vite évanoui quand on a des lésions sous les yeux.

Il est certain que ces *résections de nécessité*, dont l'étendue dépasse les limites des résections typiques, donneront toujours des résultats que pourront critiquer ceux qui ne veulent juger qu'au point de vue orthopédique. Au membre inférieur on aura de gros raccourcissements, au membre supérieur des bras flottants et des coudes ballants.

Mais ne jetons pas la pierre aux chirurgiens de l'avant qui n'ont pas fait, croyez-le bien, ces désossements de gaieté de cœur. Le raisonnement serait tout à fait faux, qui consisterait à dire qu'une intervention plus économique, la conservation pure et simple, aurait laissé un membre utilisable dans de meilleures conditions.

Ces résections étendues ont permis de sauver la vie, en conservant le membre, et leurs résultats, dont la qualité orthopédique laisse à désirer, j'en conviens, doivent être mis en balance avec ceux qu'aurait donnés l'amputation.

Ces membres inférieurs raccourcis de 8, 10 ou 15 centimètres, ces bras flottants avec un avant-bras utile, ces coudes ballants au-dessus d'une main mobile, valent encore mieux que des moignons. Au lieu de nous indigner devant eux, regardons-les au contraire comme d'heureux succès de la chirurgie conservatrice.

III. — L'IMMOBILISATION DES FRACTURES ET DES PLAIES ARTICULAIRES

Qu'on ait opéré ou non une fracture ou une plaie articulaire, il y a, dans tous les cas, une indication fondamentale à remplir, c'est l'*immobilisation du membre*.

Elle se pose à toutes les étapes de ce douloureux calvaire accompli par le blessé, depuis le point où il a été touché, jusqu'à l'hôpital de l'intérieur où il achèvera sa guérison.

Rien n'est plus vaste que cette question. En deux ans de guerre, les inventeurs d'appareils ont été si nombreux, ils ont fait preuve de tant d'ingéniosité dans l'utilisation du plâtre et des métaux, qu'il me faudrait de longues pages pour épuiser le sujet.

Suivant le plan que je me suis tracé, je me bornerai à vous exposer la pratique que j'avais adoptée dans mon ambulance, dès le début de la guerre, et à laquelle je suis resté presque toujours fidèle, pendant mon séjour au front.

Je ne me suis jamais servi des *gouttières en fil de fer* du Service de Santé. C'est un matériel encombrant, très vite épuisé. Ce qui est plus grave, c'est qu'il n'immobilise que d'une façon tout à fait insuffisante ; les gouttières de cuisse, par exemple, sont construites de telle façon qu'elles sont incapables de fixer un fémur autrement qu'en forme de crosse.

Les gouttières en *aluminium* de Delorme ne valent guère mieux et je ne m'en suis pas servi davantage.

La vogue a été très vite aux *appareils plâtrés*. Je ne

parle pas des appareils plâtrés circulaires, évidemment inapplicables aux fractures compliquées de plaies. Ils ont été interdits, avec raison, dès le début de la guerre, et je ne m'explique pas qu'on puisse voir encore de temps en temps des blessés arriver à l'intérieur dans des appareils de ce genre.

Les seuls plâtres admissibles sont les *appareils fenétrés* ou à *anses de feuillard* et tous leurs dérivés, appareils de Delbet, de Santa-Maria, d'Alquier, etc. Il faut que l'appareil laisse les plaies à découvert et permette facilement les pansements. Je n'ai pas besoin d'insister sur un fait aussi élémentaire.

Je reconnais volontiers les mérites de tous ces appareils sans méconnaître non plus leurs défauts, car ils en ont. Mais je ne veux pas m'étendre sur ces mérites et ces défauts car, à mon avis, les appareils plâtrés, excellents pour les hôpitaux, ne sont pas des appareils qu'on puisse utiliser couramment dans les ambulances de premier traitement chirurgical.

La confection d'un plâtre, surtout d'un plâtre à anse, demande du temps et de l'expérience. Quand les blessés arrivent en masse, comme je l'ai vu dans l'Argonne, et plus tard pendant l'offensive de Champagne, il est matériellement impossible, avec la main-d'œuvre réduite dont on dispose, de plâtrer les fractures.

J'ajoute qu'il serait absurde de la faire, dès les premiers jours du traitement. Le plâtre n'est possible qu'à partir du moment où l'évolution favorable de la blessure est certaine. Avant de plâtrer une fracture ou une plaie articulaire, il faut être sûr qu'on ne sera pas obligé de l'enlever au bout de quelques heures pour pratiquer un débridement, une résection, ou une amputation secondaires.

Comme matériel d'ambulance, je ne connais rien de

mieux, pour fixer les membres fracturés et les articulations ouvertes, que le vulgaire *store vert*. J'ai employé ce matériel presque à l'exclusion de tout autre, dès le début de la campagne.

C'est notre camarade Perdu, d'Amiens, qui, le premier je crois, avait fait connaître, quelques années avant la guerre, la valeur du store, comme agent d'immobilisation. Il fut généralement utilisé, à la grande satisfaction des médecins et des blessés dans toutes les ambulances du 2° C. A. où j'avais l'honneur de servir.

Le store se taille en un instant, à la demande ; il se moule à merveille sur les saillies osseuses, et maintient fort bien la réduction, rarement difficile, dans les fractures de guerre récentes.

En le mettant en double épaisseur et en taillant une longue gouttière prenant tout le membre inférieur avec le bassin, on immobilise très suffisamment des fractures de cuisse, même pour les évacuations sur l'intérieur.

Légèreté, résistance, souplesse, prix de revient modéré, peu d'encombrement dans les voitures, voilà les qualités vite appréciées de tous ceux qui ont appris à utiliser le store. C'est, en campagne, le matériel idéal pour l'immobilisation des membres et il est très regrettable pour les blessés que son emploi ne soit pas encore répandu davantage dans les ambulances et dans les postes de secours.

Son seul inconvénient, qu'il partage d'ailleurs avec les gouttières de tous modèles, c'est de nécessiter l'enlèvement de l'appareil pendant les pansements ; inconvénient secondaire, à mon avis, car avec un personnel infirmier bien dressé, on arrive à panser les blessés sans les soumettre à la torture. Du reste, dans les plâtres armés les mieux faits, l'immobilisation des fragments entre les manchons de l'appareil est loin d'être absolument rigoureuse et il s'en faut que les pansements se fassent toujours sans douleur.

IV. — LES MUTILATIONS SECONDAIRES

Après cet exposé, un peu long et pourtant bien succinct, des moyens que nous devons employer pour assurer la conservation des membres en même temps que celle de la vie, je me vois obligé d'ajouter que leur puissance n'est pas illimitée.

Quelque perfection qu'on ait apportée à l'exécution de l'intervention prophylactique de l'infection, il y a encore et il y aura toujours des cas où elle manquera son but et pour lesquels nous serons conduits à la nécessité inéluctable d'une *amputation ou d'une désarticulation secondaire*.

Certaines infections sont si virulentes, septicémie gazeuse ou septicémie tout court, qu'elles continuent à évoluer en dépit d'une intervention désinfectante et conservatrice dont on escomptait le meilleur effet.

L'amputation secondaire précoce est le moyen héroïque qui pourra sauver la vie en sacrifiant le membre, à condition qu'on ne laisse pas passer le moment opportun de la pratiquer.

Il y a aussi des blessés chez lesquels, quoi qu'on fasse, la suppuration se prolonge indéfiniment, la septicémie passe à l'état chronique, des eschares apparaissent : une *amputation secondaire tardive* devient inévitable et il faut savoir ne pas pousser trop loin les limites de la conservation.

TABLE DES MATIÈRES

ÉVREUX, IMPRIMERIE CH. HÉRISSEY

GUILLOT, DEHELLY, MOREL

La Transfusion du Sang

Préface de M. le Professeur LEGUEU

In-8°, 1917. — 49 figures, 12 planches. . . . . . . 9 fr. »

TABAKIAN

NOUVELLE ORIENTATION
DU
TRAITEMENT CURATIF DU TÉTANOS

In-8°, 1916 . . . . 3 fr. »

DESARNAULDS
Ancien interne.

Les Plaies de Guerre
par Armes à Feu

In-8°, 1917 . . . . 5 fr. »

DUPLESSIS de POUZILHAC

Les Mouettes aux Croix Rouges

CONTES MÉDICAUX DE GUERRE

In-8°, 1917 . . . . 3 fr. 50

COMMENT GUÉRIR?

BIBLIOTHÈQUE DES PRATICIENS

H. HUCHARD et Ch. FIESSINGER · *VOLUMES PARUS*

LA
THÉRAPEUTIQUE EN VINGT MÉDICAMENTS

LA THÉRAPEUTIQUE EN CLIENTÈLE

In-8°, 1913. — Broché, **4** fr. — Relié . . . . **6** fr. »

FIESSINGER

Traitement des Maladies du Cœur et de l'Aorte

EN CLIENTÈLE

In-8°, 1914. — Broché. **4** fr. — Relié. . . . . . . **6** fr. »

FIESSINGER

Vingt Régimes Alimentaires

EN CLIENTÈLE

In-8°, 1913. — Broché, **4** fr. — Relié . . . . . . **6** fr. »

H. GOUGEROT

LE TRAITEMENT DE LA SYPHILIS en Clientèle

L'INDISPENSABLE EN SYPHILIGRAPHIE

In-8°, 1914. — 73 figures noires en 40 planches et 19 figures autochromes en 12 planches.
Broché. . . . **10** francs. — Relié . . . **12** fr. **50**

H. GOUGEROT · *VIENT DE PARAITRE*
Professeur agrégé

LA DERMATOLOGIE en Clientèle

L'INDISPENSABLE EN DERMATOLOGIE

In-8°, 1917. — 114 figures en noir en 52 planches.
40 figures autochromes en 16 planches.
Broché . . . . . **15** francs. — Relié . . . . . . **17** fr. **50**

SERGENT
Ribadeau-Dumas
Lian, d'Heucqueville
Fecarotta
Stephen Chauvet
Pruvot, Hazard

Technique Clinique Médicale et Séméiologie élémentaires

In-8°, 1916, 183 fig. 10 planches en couleurs
Broché. **14** francs. — Cartonné. **15** fr.**50**

Toutes les méthodes de diagnostic clinique se trouvent réunies dans ce volume. Ecrit spécialement pour l'étudiant, ce volume sera consulté avec intérêt par le praticien. Chaque chapitre a été rédigé par un spécialiste du sujet traité.

ZILGIEN
Professeur agrégé à la Faculté de Nancy.

Précis de Thérapeutique Clinique

ET DE PHARMACOLOGIE

In-8°, 1914. — Cartonné . . . . **10** fr. »

COSTE

DU SYMPTOME A LA MALADIE

Guide pratique de Diagnostic clinique

In-18, 1915. — Relié maroquin souple . **6** fr.

Albert **BALL** *Deuxième Édition*
Ancien Interne des Hôpitaux de Paris,
Assistant de la Consultation de l'Hôpital Trousseau,

L'Enfant et son Médecin

Guide pratique de l'Hygiène et des
Maladies de l'Enfance de 0 à 15 ans.
In-8°, 1914. — Cartonné . . . . **6** fr. **50**

E. PILLET *Troisième Édition*
Ancien Interne des Hôpitaux de Paris.

GUIDE CLINIQUE D'UROLOGIE

MÉDICO-CHIRURGICALE

A L'USAGE DES PRATICIENS

Préface du Pr. MARION

In-8°, 1916. Cartonné. 41 planches hors texte, 170 fig. **15** fr.

AIMES

La Pratique de l'Héliothérapie

In-8°, 1914, 2ᵉ édition . . . . **4 fr.** »

R. HYVERT

VADE-MECUM DE POCHE

DU PRATICIEN & DU REMPLAÇANT

Guide de Thérapeutique clinique

In-8°, Cartonné, 5° édition 1917 . . . . **6 fr.** »

R. HYVERT   **Pathologie interne**

=== ET DIAGNOSTIC ===

In-18 cartonné, 1916 . . . . **6 fr.** »

Manuel pratique et simplifié

D'ANALYSES DES URINES   LIOTARD

& AUTRES SÉCRÉTIONS ORGANIQUES

n-12, avec figures dans le texte, 3ᵉ édition revue et augmentée, 1908 . . . . **3 fr.**

Ed. JOLTRAIN

4° Édition

Nouvelles Méthodes de SÉRO-DIAGNOSTIC

Syphilis. — Mycoses, — Kyste hydatique. — Lèpre

✳ ✳ ✳ Fièvre typhoïde. — Grossesse, etc. ✳ ✳

n-8°, 1916, cartonné, 5 planches en noir et couleurs . . . . . **9 fr.**

Nouveaux Éléments
◄ d'Ophtalmologie

Par **H. TRUC**, Professeur de clinique ophtalmologique à la
Faculté de Montpellier, **E. VALUDE**, Médecin de la Clinique
ophtalmologique nationale des Quinze-Vingts, **H. FRENKEL**,
Professeur agrégé, chargé de cours de clinique ophtalmologique
à la Faculté de Toulouse. ❦ ❦ ❦ ❦ ❦ ❦ ❦ ❦

Fort vol. gr. in-8. 1908. ═══ *DEUXIÈME ÉDITION* ═══

Broché . . . . **24** fr.
Relié toile. . . **26** fr.

*complètement remaniée et considérable-
ment augmentée avec 275 figures dans
le texte et 15 planches en couleurs.*

M. GARNIER et V. DELAMARRE

Dictionnaire des Termes techniques de Médecine

— Indispensable —
pour
la Lecture
des
Périodiques Médicaux

Contenant : les Etymologies grecques et latines, les
noms des Maladies, des Opérations chirurgicales et
obstétricales, les Symptômes cliniques, les Lésions
anatomiques, les Termes de Laboratoire, les Mots
nouveaux, etc. ✳ ✳ ✳ ✳ ✳ ✳ ✳ ✳ ✳ ✳ ✳ ✳ ✳ ✳

PRÉFACE DU PROF. ROGER

Sixième Édition, 1916, relié peau souple. . . . . . . **6** fr. **50**

CLAOUÉ et VAN DEN BOSSHE

═ Chirurgie Oto-Rhino-Laryngologique ═

In-8. 1917, cartonné . . . . **12** fr. »

MARQUES

LA PHYSIQUE BIOLOGIQUE PRATIQUE

In-8. 1913, 140 figures, une planche . . . . . . **4** fr. »

BIBLIOTHEQUE NATIONALE DE FRANCE
3 7531 02947195 1